脑瘫儿童
家庭康复护理

FAMILY
REHABILITATION
NURSING OF
CHILDREN WITH
CEREBRAL PALSY

中央财政支持社会组织示范资助项目（2019）

『主编』 莫红

『主审』 李萍

U0273337

中国中医药出版社
·北京·

图书在版编目（CIP）数据

脑瘫儿童家庭康复护理 / 莫红主编 . —北京：中
国中医药出版社，2019.11
ISBN 978 - 7 - 5132 - 5721 - 3

Ⅰ . ①脑　Ⅱ . ①莫　Ⅲ . ①小儿疾病—脑瘫—康复
Ⅳ . ① R748.09

中国版本图书馆 CIP 数据核字（2019）第 195400 号

中国中医药出版社出版
北京经济技术开发区科创十三街 31 号院二区 8 号楼
邮政编码　100176
传真　010-64405750
三河市同力彩印有限公司印刷
各地新华书店经销

开本 710 × 1000　1/16　印张 10.75　字数 181 千字
2019 年 11 月第 1 版　2019 年 11 月第 2 次印刷
书号　ISBN 978 - 7 - 5132 - 5721 - 3

定价　38.00 元
网址　www.cptcm.com

社 长 热 线　010-64405720
购 书 热 线　010-89535836
维 权 打 假　010-64405753

微信服务号　zgzyycbs
微商城网址　https://kdt.im/LIdUGr
官方微博　http://e.weibo.com/cptcm
天猫旗舰店网址　https://zgzyycbs.tmall.com

如有印装质量问题请与本社出版部联系（010-64405510）
版权专有　侵权必究

《脑瘫儿童家庭康复护理》
编委会

主　编　莫　红

副主编　赵　奉　马海荣　张继霞

　　　　李培杰　汤佳丽　凌成勇

主　审　李　萍

编　委　莫　红（新疆民政康复医院）

　　　　凌成勇（新疆民政康复医院）

　　　　赵　奉（新疆民政康复医院）

　　　　马海荣（乌鲁木齐市第一人民医院）

　　　　张继霞（乌鲁木齐市友谊医院）

　　　　李培杰（新疆民政康复医院）

　　　　汤佳丽（新疆民政康复医院）

　　　　关春燕（新疆民政康复医院）

　　　　艾克拜尔·哈里克（新疆医科大学第二附属医院）

秘　书　李培杰　张欢子　朱　莉

《脑瘫儿童家庭康复护理》
组委会

主任委员 李 萍

副主任委员 凌成勇 王喜花 张秀敏 莫 红

委 员 关春燕 郑晓萌 侯 铭 王玲玲

薛 桃 朱 莉

脑性瘫痪是导致我国儿童残疾的重要疾病，发病率高，常伴有严重的运动、智力、语言等多发性功能障碍，是继小儿麻痹后遗症之后又一种主要致残性疾病，严重影响着婴幼儿的生长发育和生活质量。在国家卫生部门的高度重视下，康复医学儿童康复专业发展迅速，小儿脑瘫的康复治疗问题越来越被医学界所重视。

我与神秘的新疆有着不解之缘，20多年来经常到新疆讲学与交流，目睹着新疆康复医学人才辈出。此次应邀为新疆康复医学会康复护理专业委员会牵头、莫红副主任护师主编的《脑瘫儿童家庭康复护理》一书作序，无比荣幸。本书分3篇，共10章，从基础理论引申到脑瘫患儿的进食、更衣、运动等日常生活功能康复护理，内容丰富，图文并茂，言简意赅，可以说是莫红护师等医务工作者长期在临床护理一线工作的心血结晶。该书在国内首次系统地介绍了脑瘫患儿家庭康复护理技术，是一部具有创新意义的专病参考书，有着重要的实用价值。该书的整理出版是新疆康复医学康复护理专业发展的重要标志。

祈望本书是一盏闪烁的明灯，指引着脑瘫患儿不幸的家庭走出病痛的困境。

望新疆康复医学康复护理专业发展如日方升，蒸蒸日上！

美国国家医学院　国际院士

亚洲和大洋洲物理医学与康复医学学会　副会长

国家卫生健康委员会能力建设与继续教育中心康复专家委员会　主任委员

国家卫生健康委员会脑病防治委员会康复专业委员会　主任委员

中国老年医学学会　副会长

中国康复医学杂志　主编

南京医科大学第一附属医院康复医学中心　主任、教授、博士生导师

2019 年 7 月 16 日

脑性瘫痪是导致儿童残疾的主要疾病之一，其致残率高、发病范围广、进展速度快，严重影响着儿童的身心健康。小儿脑瘫需要早期发现，早期干预，在医院进行治疗后仍需长期进行康复功能训练，才能巩固疗效，逐步提高患儿的日常生活活动能力。若治疗不当或治疗不及时，因残致贫、返贫的情况在农牧山区发生率非常高。脑瘫不但严重影响着患儿自身的生存和生活质量，而且给社会带来巨大的压力和不利的影响，给患儿家庭和个人带来沉重的经济与精神负担。

近年来，在国家和各级政府的重视下，儿童康复医学得到了迅速发展，越来越多的脑瘫患儿可以在医院接受康复治疗，然而大多数脑瘫患儿需要长期或终身接受康复干预，家庭康复则是脑瘫患儿得以持续接受康复训练的主要渠道。目前，尚无小儿脑瘫家庭康复训练的系统资料，本书的出版正是旨在给小儿脑瘫家庭康复领域提供一份权威、可靠的参考著作。

本书是在新疆康复医学会康复护理专业委员会牵头下，由长期从事小儿脑瘫临床康复工作的专家和专业技术人员，在广泛参阅国内外小儿脑瘫康复专著、文献的基础上，结合作者多年的临床康复经验编写而成。本书的编写有三大特色：一是在编写设计上，以小儿脑瘫家庭康复护理为主线，围绕脑瘫患儿进食、排泄、睡眠、更衣等日常生活活动能力的提高，简明扼要地介绍了可操作性的康复护理训练方法；二是为了方便开展家庭康复，专门介绍了家庭居住无障碍环境的改造办法；三是刊载了 100 个小儿脑瘫常见问题解答，便于患儿家长日常学习之用。全书编写要求资料新颖、科学严谨，参考资料必须采用正规刊物，介绍学术进展与临床经验必须要有出处和成熟的技术。本书既可作为小儿脑瘫家庭康复护理的培训教材，也可作为脑瘫专业医护人员的临床康复治疗技术资料，更可作为患儿家人阅读学习的实用指导手册。

本书由美国国家医学院国际院士、亚洲和大洋洲物理医学与康复医学学会副会长、中国康复医学杂志主编、南京医科大学博士生导师励建安教授亲自作序，新疆康复医学康复护理专业委员会主任委员、新疆医学会护理学会秘书长、自治区护理质控中心主任委员、主任护师、硕士研究生导师、自治区人民医院护理部李萍主任主审，由中央财政支持社会组织示范项目资助出版，在此，一并深表感谢！

尽管我们高度重视本书的编写工作，对文稿、插图反复进行了修改，但是由于时间紧张，作者水平所限，若有不足和疏漏之处，祈请读者批评指正，以便再次修订提高。

莫 红

2019 年 7 月 27 日

目 录

上篇　脑性瘫痪基础知识

下篇　脑性瘫痪科普知识

上篇

脑性瘫痪基础知识

第一章 ▶ 脑性瘫痪概论

第一节　脑性瘫痪定义与流行病学特征

脑性瘫痪（cerebral palsy，CP）简称脑瘫，由于在婴幼儿发病，又称"小儿脑瘫"。本病由英国学者 Little 于 1861 年首次报道，被称为"Little 病"。20 世纪 40 年代中期，多位学者指出本病是以中枢性运动功能障碍为主要特征，故将"Little 病"改称为"脑性瘫痪"。

国内外对小儿脑瘫的定义尚不完全一致。2006 年，国际委员会报告中将小儿脑瘫定义为：脑性瘫痪是一组持续存在的运动和姿势的发育异常障碍，导致活动受限，是由于发育中的胎儿或婴儿脑部的非进行性病变所致。脑性瘫痪的运动障碍常伴有感觉、知觉、认知、交流和行为障碍，以及癫痫和继发性肌肉、骨骼等问题。2014 年，第十三届全国小儿脑瘫康复学术会议修订了我国原小儿脑瘫定义，沿用了国际委员会的定义。

脑性瘫痪在欧美的发病率多为 0.1%～0.4%，在发达国家中，脑瘫是儿童致残最常见的病因。我国 2010 年 12 省市小儿脑瘫流行病学调查报告显示，发病率为 0.248%。发病率最低的省市为 0.104%，最高的省市为 0.54%。脑瘫患儿中，男孩占 0.264%，女孩占 0.225%，男孩多于女孩（$P < 0.001$）。城乡差别较小。全国 6 岁以下小儿脑瘫患者约有 31 万，而且平均每年以 4.6 万人的速度递增。由于产前医疗保健与分娩、围产期的医疗支持不足，以及产妇营养等问题，小儿脑瘫的发病率有逐年上升的趋势。随着医疗技术的不断进步与发展，低体重新生儿和高危早产儿存活率增加，也是导致小儿脑瘫发病率不断升高的原因之一。脑瘫是儿童致残率最常见的疾病之一，不仅严重影响患儿自身的生活、学习和工作，同时也给家庭和社会带来沉重负担。

第二节　脑性瘫痪的病因

目前认为：基因突变、物理化学因素、病毒感染、早产、过产等原因，均可引起发育中的胎儿或婴幼儿脑部的非进行性病变而导致脑瘫。这些伤害因素可作用于胎儿期、分娩期和新生儿期三个阶段，而胎儿期是发病的主要阶段。

《中国脑性瘫痪康复指南》（2015）指出，脑瘫是由发育不成熟的大脑（产前、产时或产后）、先天性发育缺陷（畸形、宫内感染）或获得性因素（早产、低出生体重、窒息、缺氧缺血性脑病、核黄疸、外伤、感染）等非进行性脑损伤所致。主要表现为运动障碍，伴有或不伴有感知觉和智力缺陷。脑瘫的脑部病理改变主要是脑白质损伤、脑部发育异常、颅内出血、脑部缺氧引起的脑损伤等。

一、胎儿期（出生前）致病原因

家族遗传因素的基因突变（近年研究显示，基因异常是导致脑瘫的重要原因）、妊娠期理化因素（上述因素陈春红等报道，可导致脑瘫患儿脑部神经元移行异常，主要包括无脑回–巨脑回畸形、多小脑回畸形、脑裂畸形、灰质异常等。临床表现以智力低下、癫痫为其主要特征）、病毒感染、高危妊娠、慢性疾病及其他因素。流行病学研究资料表明，大多数脑瘫患儿的发生是先天性的，70%～80% 的脑瘫与产前因素有关。

二、分娩期（出生时）致病原因

1. 胎龄及体重因素　早产未熟儿（约占脑瘫的 35%）、过产巨大儿等。

2. 分娩时因素　胎盘前置、早剥、脐带绕颈、产程过长、胎儿宫内缺氧、多胎、胎位异常、窒息（约占脑瘫的 10%）。

3. 其他因素　缺血缺氧性脑病、高胆红素症、低血糖症、异常分娩等。

三、新生儿期（出生后）致病原因

常见早产儿（28～37 周分娩）、低体重儿（< 2000g）、颅内出血、肺部疾病、脑外伤、败血症、新生儿痉挛等。

第二章 脑性瘫痪的诊断

第一节　脑性瘫痪临床分型与分级

世界各国目前对脑瘫的分型方法尚未统一，各国均有各自的分型方法。现将我国 2015 年新的脑性瘫痪分型与分级方法与 2006 年旧的分型方法一并介绍如下。

一、2015 年临床分型与分级

《中国脑性瘫痪康复指南》（2015），参考 2006 版《国际脑性瘫痪分型和分级标准》、《ICD-10》和近几年的国外文献，以及第六届全国儿童康复、第十三届全国小儿脑瘫康复学术会议于 2014 年 4 月制订我国脑性瘫痪新的临床分型与分级标准。

（一）临床分型

1. 痉挛型四肢瘫（spastic quadriplegia）　以锥体系受损为主，包括皮质运动区损伤。牵张反射亢进是本型的特征。四肢肌张力增高，上肢背伸、内收、内旋，拇指内收，躯干前屈，下肢内收、内旋、交叉，膝关节屈曲、剪刀步、尖足、足内外翻，拱背坐，腱反射亢进、踝阵挛、折刀征和锥体束征等。

2. 痉挛型双瘫（spastic diplegia）　症状同痉挛型四肢瘫，主要表现为双下肢痉挛及功能障碍重于双上肢。

3. 痉挛型偏瘫（spastic hemiplegia）　症状同痉挛型四肢瘫，表现在一侧肢体。

4. 不随意运动型（dyskinetic）　以锥体外系受损为主，主要包括舞蹈性手足徐动（choreo-athetosis）和肌张力障碍（dystonia）。该型最明显特征是非对称性姿势、头部和四肢出现不随意运动，即进行某种动作时常夹杂许多多余动作，四肢、头部不停地晃动，难以自我控制。该型肌张力可高可低，可随年龄改变。腱反射正常，锥体外系征 TLR（+），非对称性紧张性颈反射 ATNR（+）。静止时肌张力低下，随意运动时增强，对刺激敏感，表情奇特，挤眉弄眼，颈部不稳定，构音与发音障碍，流涎、摄食困难，婴儿期多表现为肌张力低下。

5. 共济失调型（ataxia）　以小脑受损为主，并锥体系、锥体外系损伤。主要特点是由于运动感觉和平衡感觉障碍造成不协调运动。为获得平衡，两脚左右分离较远，步态蹒跚，方向性差。运动笨拙、不协调，可有意向性震颤及眼球震颤，平衡障碍，站立时重心在足跟部，基底宽，醉汉步态，身体僵硬。肌张力可偏低，运动速度慢，头部活动少，分离动作差。闭目难立征（＋），指鼻试验（＋），腱反射正常。

6. 混合型（mixed types）　具有两型以上的特点。

该次新的脑瘫分型较以往不同之处有如下几点。

（1）痉挛性单瘫、三肢瘫罕见，不再单独分型，统归为偏瘫、四肢瘫。

（2）不随意运动型包括：手足徐动、肌张力障碍、舞蹈、舞蹈手足徐动。

（3）由于肌张力低下型主要为其他类型的早期表现，为此不再单列。婴儿时表现肌张力低下，1岁以后渐呈现运动障碍的实际类型。

（4）混合型多为痉挛性与不随意运动型混合，也可是其他类型混合或多种类型混合。

（5）由于临床实用性小，因此不再单列"不可分类型"。

（二）临床分级

目前多采用粗大运动功能分级系统（gross motor function classification system，GMFCS）。GMFCS是根据脑瘫患儿运动功能受限随年龄变化的规律所设计的一套分级系统，完整的GMFCS分级系统将脑瘫患儿分为5个年龄组（0～2岁，2～4岁，4～6岁，6～12岁，12～18岁），每个年龄组根据患儿运动功能不同，从高至低分为5个级别（Ⅰ级、Ⅱ级、Ⅲ级、Ⅳ级、Ⅴ级）。

二、2006年临床分型

（一）按瘫痪部位分型

2006年长沙第二届全国儿童康复、第九届全国小儿脑瘫康复学术会议将小儿脑瘫按瘫痪部位分为以下五型。

1. **单瘫** 临床较少见，仅见单肢体功能障碍。

2. **偏瘫** 身体一侧上、下肢体出现功能障碍。

3. **三肢瘫** 单肢肢体正常，其余肢体出现运动功能障碍。

4. **四肢瘫** 头、腰控制能力均差，并累及四肢，全身肢体运动出现功能障碍。

5. **双瘫** 上、下肢体均出现功能障碍，但双上肢功能障碍轻于双下肢，有的患者仅表现为双手精细动作笨拙，见图 2-1。

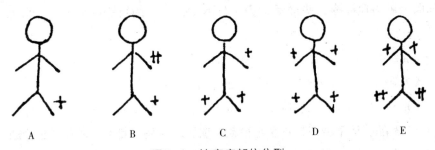

图2-1　按瘫痪部位分型

A.单瘫；B.偏瘫；C.三肢瘫；D 四肢瘫；E.双瘫

（二）按瘫痪程度分型

根据患儿运动障碍程度分为轻度、中度、重度三型。

1. **轻度** 生活可完全自理。

2. **中度** 生活可部分自理，或使用自助器等工具。

3. **重度** 生活完全不能自理。

第二节　脑性瘫痪合并障碍与继发障碍

脑性瘫痪是脑损伤的结果，以中枢性运动障碍为主，除运动障碍和姿势异常外，70% 伴有其他症状与共患病，有以下一种或多种不同程度的障碍。

一、合并障碍

1. **智力低下伴情绪问题** 脑瘫患儿并发智能低下的约占 52%，多动、情绪不稳、自闭症亦多见，智商测定困难，加上运动障碍、活动受限，发育期生活实践比健康儿童少，亦会影响精神发育与语言发育。不随意运动型患儿伴有智能低下者比例较少。

2. **语言障碍** 脑瘫患儿约有 38% 存在不同程度的语言障碍。主要原因为构音器官运动障碍、语言中枢障碍。表现为发音不清或严重失语。初期表现为吸吮困难及吞咽咀嚼困难。一般语言障碍的程度与运动障碍的程度和智力水平高低成正比。

3. **癫痫** 脑瘫患儿出现发作性痉挛，伴有癫痫者约占 45%，其类型不同，癫痫的发生率也不同，但可在不同年龄发作。Hadjipanayis 等报道，50% 的四肢瘫患儿发生癫痫，偏瘫患儿癫痫发生率为 47%，痉挛性双侧瘫癫痫发生率为 27%，双侧偏瘫的早产儿癫痫发生率为 11%。

4. **生长发育障碍** 脑瘫患儿一般身高较正常儿童矮，营养亦差，常有呼吸障碍，易患呼吸道感染等疾病，更影响健康和体格生长，成为身心发展的障碍。

5. **听觉障碍** 新生儿重症黄疸所致不随意运动型脑瘫患儿多伴有听觉障碍，约占 12%。

6. **视觉障碍** 50% ～ 60% 的脑瘫患儿伴有视觉障碍，严重的视觉障碍占 8%。最常见内斜视、外斜视等眼球协调障碍，其次为眼震、凝视障碍和追视、上方视麻痹等。少数患儿可有视神经萎缩、先天性白内障等。林滨榕等报道，小儿脑瘫视觉障碍中，斜视和屈光不正发生率最高。

7. **行为障碍** 脑瘫患儿个性较强，常表现为固执任性、情感脆弱、情绪波动变化大、善感易怒、不合群、注意力不集中、兴奋多动、有时持续某一动作、有时出现自我强迫行为。

8. **口腔及牙齿功能障碍** 脑瘫患儿常伴有吸吮无力、咀嚼吞咽困难、口唇闭合欠佳、流涎、呼吸控制不好等症状。

二、继发障碍

常见跟腱挛缩、足内外翻，肩、髋关节脱位，脊柱侧弯、颈椎病、骨质疏松性骨折等。继发障碍常见于大龄或重度脑瘫患儿。

第三节　脑性瘫痪的诊断

小儿脑性瘫痪是致残率较高的疾病，早期发现和早期诊断对降低发病率与致残率具有非常重要的意义。出生3个月或6个月时诊断为超早期诊断，出生9个月时诊断为早期诊断。

一、诊断标准

《中国脑性瘫痪康复指南》（2015）制订出以下脑性瘫痪诊断标准。

（一）必备条件

1. 中枢性运动障碍持续存在　婴幼儿脑发育早期（不成熟期）发生：抬头、翻身、坐、爬、站和走等大运动功能和精细运动功能障碍，或显著发育落后。功能障碍是持久性、非进行性的，但并非一成不变，轻症可逐渐缓解，重症可逐渐加重，最后可致肌肉、关节的继发性损伤。

2. 运动和姿势发育异常　包括动态和静态，以及俯卧位、仰卧位、坐位和立位时的姿势异常，应根据不同年龄段的姿势发育而判断。运动时，出现运动模式的异常。

3. 反射发育异常　主要表现为原始反射延缓消失和立直反射（如保护性伸展反射）及平衡反应的延迟出现或不出现，可有病理反射阳性。

4. 肌张力及肌力异常　大多数脑瘫患儿的肌力是降低的，痉挛型脑瘫肌张力增高，不随意运动型脑瘫肌张力变化多在兴奋或运动时增高，安静时减低。可通过检查腱反射、静止性肌张力、姿势性肌张力和运动性肌张力来判断。主要通过检查肌肉硬度、手掌屈角、双下肢股角、腘窝角、肢体运动幅度、关节伸展度、足背屈角、围巾征和跟耳试验等确定（4个Ⅰ级证据，4个Ⅱ级证据）。

（二）参考条件

1. 有引起脑瘫的病因学依据。
2. 可有头颅影像学佐证（52%～92%，4个Ⅰ级证据，4个Ⅱ级证据）。

推荐脑性瘫痪的诊断应当具备上述四项必备条件，参考条件可帮助寻找病因

（推荐强度 A 级）。

二、早期诊断参考依据

1. 有引起脑瘫的致病原因。

2. 有脑损伤的发育神经学异常。

3. 婴幼儿期即出现脑瘫的临床症状。

三、诊断参考要点

1. 在出生前至出生后 1 个月内有致脑损伤的高危因素存在。

2. 在婴儿期出现脑损伤的早期症状。

3. 有脑损伤的神经学异常，如中枢性运动障碍及姿势、反射异常。

4. 常伴有智力低下、言语障碍、惊厥、感知觉等障碍及其他异常。

5. 需除外进行性疾病所致的中枢性瘫痪，以及正常儿的一过性运动发育滞后。

第四节　脑性瘫痪的辅助检查

小儿脑瘫的诊断，临床上主要依靠病史及体征检查，辅助诊断常可作为诊断的佐证。脑瘫患儿的辅助检查主要有头部影像学检查，如 CT、MRI；神经电生理学检查，如脑电图、脑干诱发电位等。

一、头部影像学检查

头部 CT 与 MRI 可以了解颅脑的结构有无异常，对研究脑性瘫痪的发生原因，尤其对中枢神经系统的先天发生异常，可能有帮助。此外，还可以确定颅脑结构异常的性质与部位。

1. **痉挛型**　脑瘫患儿 CT 常表现为脑室轻度扩大、皮质轻度萎缩。

（1）痉挛双瘫型：脑瘫患儿 CT、MRI 表现为侧脑室壁不规整，周围脑白质容量缩小。

（2）痉挛型偏瘫：脑瘫患儿 CT 可见一侧半球局限性脑梗死及陈旧性出血灶。

（3）痉挛型双肢瘫：脑瘫患儿 CT 表现为脑穿通畸形，病灶较为广泛。

2. **不随意运动型** 小儿脑瘫头部 CT 无特殊表现，若与其他型合并，CT 将有相应的改变。

3. **失调型** 小儿脑瘫头部 CT 可表现为小脑不同程度的病变。

4. **神经元移行异常** 陈春红等多位学者报道，神经元移行异常的脑瘫患儿，头部 CT 或 MRI 检查能准确地做出诊断。而对于脑破坏性病变，其头部 CT 与 MRI 的改变并非特异性，但可推断病因。

二、神经电生理学检查

1. **脑电图** 主要用于诊断脑瘫患儿是否合并癫痫，便于临床分类与治疗。吴军等报道，对 75 例小样本脑瘫患儿脑电图结果分析，异常率为 73.33%，主要表现为广泛性低电压、广泛性的慢波及快波异常、左右不对称，以及睡眠纺锤波等。脑电图异常率高多见于痉挛型脑瘫患儿。

2. **脑干诱发电位** 若有听觉障碍者，可应用脑干听觉诱发电位（brainstem anditory evoked potential，BAEP），通过了解听觉传导通路的损害，确定患儿听觉障碍的程度。若有视觉障碍者，可行脑干视觉诱发电位，了解视觉障碍的性质。

3. **肌电图** 主要区分肌源性或神经源性瘫痪，特别是对上运动神经元损伤还是下运动神经元损伤具有鉴别意义。

三、遗传代谢病检查

有脑畸形和不能确定某一特定的结构异常，或有面容异常，高度怀疑遗传代谢病，应进行遗传代谢病方面的相应检查。

第三章 ▶ 脑性瘫痪的功能评估

第一节 脑性瘫痪功能评估的目的与原则

小儿脑瘫的功能评估，是由临床康复医生、康复治疗师、康复护士、康复工程师等多学科专业人员组成康复治疗小组（team work），在患儿治疗前、治疗中及治疗后对其残存功能进行综合性诊断，为进一步治疗提供科学的依据。本节简要介绍小儿脑瘫功能评估的目的及功能评估的基本原则。

一、功能评估的目的

小儿脑瘫功能评估的目的是通过对患儿身体功能、发育水平、障碍程度、异常姿势、残存能力，以及家庭和社会环境等各方面的情况进行收集、分析、研究、比较，对患儿的功能现状及潜在能力进行量化判断，为制订合理的康复治疗方案提供依据。在小儿脑瘫功能评估中，运动功能评估非常重要。史惟等报告，粗大运动功能在一定程度上影响着脑瘫患儿的生存质量。

二、功能评估的原则

（一）整体评定

小儿脑瘫功能评定原则是强调全身性、整体性、综合性和重要性，重视患儿异常发育特点，即脑的未成熟性和异常性，注重原发损伤和继发障碍。Hellbrugge 曾对脑瘫患者的全面情况进行调查，结果发现其中 91% 的患者具有重复障碍。为此，患儿评估时不能只注意运动障碍，而要以正常儿童整体发育作为对照，从精神、认知、智能、语言等身心整体进行评定，才能做出较为全面的整体功能评定。

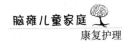
（二）定期评定

脑瘫患儿的临床症状表现复杂，通过一次评定还远不能了解其障碍的全部情况，从而制订治疗方案。临床上通常分为初期、中期、终期三个阶段进行评估。

1. 初期评估　初期评估是首次对患儿进行的评定。初次评估时，患儿多表现为恐惧、紧张，在评定中不能表现出其实际的功能状况，通常只着重找出急需康复治疗的问题，一边采取相应的治疗方法，一边观察患儿对治疗的反应，进一步判断、总结治疗效果，找出问题，为中期评估提供资料。

2. 中期评估　初期评估治疗后 1～2 周，临床上要对患儿进行再次评定。重点是了解在前期治疗中患儿的功能康复变化情况，并对初期评估的正确性和治疗的有效性做出判断。根据患儿的反应和变化及治疗的成效，决定原来的治疗方法和手段中有哪些是可以保留的，哪些是需要改变的，据此制订下一步的治疗方案。

中期评估要根据患儿在治疗过程中的情况反复多次，一般每 3～4 周进行一次。

3. 终期评估　患儿经过治疗，在出院时要进行最后一次总结性功能评定，目的是了解、掌握患儿在住院期间的治疗效果和目前仍存在的问题，对患儿出院后在家庭进行康复护理提出具体的建议，并指导家长进行长期有效的家庭康复护理。

第二节　脑性瘫痪功能评估的常用方法

小儿脑瘫是在患儿脑发育阶段，由于各种原因所导致的非进行性脑损伤综合征，患儿表现认知等多种功能障碍，临床上通常是由康复治疗小组（team work）对患儿进行全面功能评定。

一、体格发育障碍的评定

包括体表及生命征象，皮肤及淋巴、头部、眼、耳、口腔和咽喉部、腹部、呼吸系统、循环系统、泌尿生殖系统、神经系统、骨关节肌肉系统。除常规检查外，要特别详细检查肌力、感知觉功能、关节运动度、骨骼关节畸形、步态，以及有关言语、认知功能等。

二、运动功能障碍的评定

脑瘫的运动功能评定，主要是通过检查来确定不正常的反射和不正常的肌力，主要包括肌张力测定、原始反射的测试、自动反应的测试，以及对各类随意运动的检测。

三、感觉障碍的评定

感觉分躯体感觉和内脏感觉两大类，本节着重从躯体感觉障碍方面进行评定。利用临床常用检查方法，确定浅感觉、深感觉和复合感觉的障碍程度。

四、日常生活活动能力的评定

评定日常生活活动能力，可为作业治疗提供目标和方向，也可作为评价作业治疗效果的依据，在检查和评定日常生活活动时，其完成的能力可分为五级。

一级：不能完成，全靠别人代劳。

二级：自己能做一部分，但要在别人的具体帮助下才能完成。

三级：别人从旁指导下可以完成。

四级：能独立完成，但较慢或需使用辅助器和支具。

五级：正常，能独立完成。

五、言语功能障碍的评定

言语障碍是组成言语的听、看、说、写四个主要方面的各功能环节单独受损，或两个以上环节共同受损，对言语障碍的功能评定是通过对患儿进行交谈和检查、评分，对言语障碍的性质、类型、原因做出诊断，对其严重程度及恢复的可能性做出评价，以确定是否需要进行言语训练或言语矫治及治疗程序。

六、心理功能的评定

小儿脑瘫脑损伤时，除器质性功能障碍外，还有较为明显的心理功能改变，常出现认知能力、行为、情绪等方面的功能障碍。心理功能水平与脑损伤的程度有密切关系，脑损伤越重，心理功能水平下降越明显。心理功能评定，在临床上通常从认知功能评定、智力测验、人格测验和情绪评定四方面来综合评估小儿脑瘫心理功能障碍程度。

七、综合能力评定

康复医学的检查评定不但重视对基本的运动、感觉的检查，更重视功能性的综合能力检查。如对转换体位能力、平衡能力、步态、日常生活能力、言语能力、失用、失认症、职业能力、心理测验、社会生活能力、残疾的综合分析和评估。

八、国际功能评定

2007 年，WHO 颁布了《国际功能、残疾和健康分类（儿童与青少年版）》，涉及小儿脑瘫功能量化评定的国际常用方法如下。

1.痉挛评定 0 ～ 1 岁小儿关节活动范围（range of motion，ROM）检查，< 1 岁小儿改良 Arshworth 检查。

2.运动功能评定 粗大运动功能分级系统（gross motor function classification system，GMFCS），粗大运动功能测量（gross motor function measure，GMFM），脑瘫儿童手功能分级系统（manual ability classification system，MACS）。

3.综合评定 儿童残疾评定量表（pediatric evaluation of disability inventory，PEDI），残疾儿童综合功能评定（comprehensive function assessment for disabled children）。

4.脑瘫患儿生存质量问卷 儿童脑瘫生活质量调查表（cerebral palsy quality of life questionnaire for children，CPQOL）。

第四章 ▶ 脑性瘫痪的治疗与护理

第一节　脑性瘫痪的康复治疗原则

小儿脑瘫系脑部不可逆性损伤，不仅有感觉、运动、智力、言语、听觉障碍，而且原发病灶治疗较困难，目前医学水平还不能将其完全治愈，因而加强预防、降低发病率是关键。脑瘫的治疗原则，目前公认为早期发现，早期介入系统的康复治疗、中国传统康复治疗和外科手术等综合康复治疗，效果较好。

小儿脑瘫确诊后，应积极遵循以下治疗原则，最大限度地减轻其伤害程度，成为社会自食其力的人。

一、早期发现、早期治疗原则

1. 婴幼儿脑组织在早期尚未发育成熟，还处于迅速生长发育阶段。研究表明，新生儿脑重 340～400g，出生后 6 个月达到 800g；3 岁前脑和神经系统的发育达60%；6 岁前脑和神经系统的发育达90%。小儿脑瘫脑损伤也处于初级阶段，异常姿势和运动等病变还未固定，这时期脑的可塑性大、代偿能力高、恢复能力强。若能及时治疗，可得到最佳治疗效果。

2. 早期治疗可避免不良姿势的形成、肢体畸形等诸多功能障碍。

3. 儿童的性格及思维能力的形成主要在学龄前，特别是教育心理的康复越早越好，有利于患儿全面成长。如错过早期，由于继发性等变性原因，可发生肢体痉挛及变形，使异常姿势固定化，这就给后期治疗带来很大的困难，并且效果不佳。

为此，父母应早期发现患儿异常情况，尽早就诊、确诊，积极进行综合性康复治疗。医疗机构应对患儿父母进行医学教育，开展家庭康复，指导父母对患儿开展功能训练及日常生活能力训练，注意合理营养及护理，全面关心儿童。脑瘫不仅仅是医学问题，更是社会问题和教育问题，重要环节是早期诊断、早期干预，社会的理解和支持、多学科的合作是预防和改善脑瘫的基础。

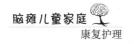

二、综合康复治疗原则

小儿脑瘫确诊后，应尽可能早期开始采取以功能训练为主的现代综合康复治疗，包括运动治疗、物理疗法、作业疗法、听力语言疗法、心理疗法、药物治疗及手术治疗等，不要选择单一治疗。长期的临床经验表明，早期合理、科学地选择综合康复治疗，是治疗脑瘫的最有效办法，而手术治疗仅为肢体功能恢复创造条件。小儿脑瘫长期坚持综合的康复治疗，可以促进运动功能"正常化"发育，随着患儿年龄的增长，还要进行必要的社会康复和职业康复。

三、小儿脑瘫治疗的总目标

脑瘫患儿治疗总目标是使他们的身心功能得到全面康复，在运动功能上、精神上获得最大的康复，逐步达到生活自理，为将来参与社会活动、劳动和工作奠定基础。

第二节 脑性瘫痪康复计划制订与常用方法

一、康复治疗计划的制订

首先应根据脑瘫患儿的运动功能障碍程度、认知能力等实际情况，制订出合理科学的个体化康复计划，通过有目的的系统综合康复训练，使患儿的潜在能力不断发挥，最大限度地改善或提高患儿功能状态。

二、康复治疗的常用方法

（一）运动治疗

运动障碍是小儿脑瘫最主要的临床表现，是影响患儿生长发育的重要因素。运动治疗是小儿脑瘫康复治疗中最为重要的内容。主要包括以下内容：①头部训练。②四肢训练。③卧姿训练。④翻身训练。⑤爬行训练。⑥站立、行走训练。⑦正确的抱姿训练等。

（二）作业治疗

1. 功能性作业治疗 包括手的抓放动作、手的精细动作和借助器材训练等，通过游戏或日常生活完成运动作业或目标性功能作业训练。

2. 日常生活活动能力训练 包括进食、穿脱衣、大小便、行走、床—轮椅转移技术训练，提高患儿的日常生活自理能力。

（三）物理治疗

1. 功能性电刺激疗法 可防止肌肉萎缩，促进瘫痪肌肉功能恢复。主要适用于不随意运动型患儿。

2. 中频电疗法 可解除肌痉挛，恢复肌疲劳。主要适用于痉挛型患儿。

3. 生物反馈疗法 适用于年龄较大的患儿，能使其学会、掌握控制肌电信号，能够自我放松或加强肌肉收缩，增强自我感知能力，达到意识控制、调节机体功能的作用。

4. 水疗 水的冲击和浮力有利于患儿全身痉挛状况的缓解，可训练患儿的平衡及协调性。

（四）中国传统康复治疗

脑瘫患儿在中国传统康复治疗时，常采用针刺疗法和推拿疗法。

1. 针刺疗法 常用头针与体针，主穴与配穴相结合，对痉挛型、不随意运动型脑瘫，各类双偏瘫及语言、智力障碍者，有一定疗效。

2. 推拿疗法 分头颈部、躯干、四肢推拿疗法，对于各类型脑瘫，利用不同的手法可缓解痉挛，改善肌力协调，促进血液循环，有助于患儿功能发育。

（五）听觉言语功能训练

对脑瘫患儿的言语、听觉障碍，要在言语形成期进行治疗，不仅要系统进行训练，更重要的是在日常生活中有意识地进行听觉、言语交往训练。

（六）心理治疗

增强脑瘫患儿的自信心，为其尽早融入社会打下良好基础。

（七）矫形器治疗

1. 矫形器的主要作用　①纠正不固定畸形，防止畸形加重；②辅助支撑；③培养正确运动姿势、习惯。

2. 矫形器的使用时机　①小儿脑瘫出现畸形趋势时；②存在非固定性畸形情况；③矫形手术后必须使用；④肌力不足时作为辅助工具使用。

第三节　脑性瘫痪的手术治疗原则

手术治疗主要针对智力、心理状态及体格发育较好的脑瘫患儿，否则术后不能配合运动训练，会影响疗效。现代手术发展较快，不同术式适用于不同类型的脑瘫患儿，本节将从手术治疗目的、手术治疗原则、常用现代手术方法和术后处理原则四方面介绍。

一、手术治疗目的

一是解除痉挛，二是松解痉挛，三是调整肌力，四是稳定关节。手术的目的是解除软组织的痉挛，矫正骨关节畸形，为其他康复治疗创造稳定的条件，达到改善肌力平衡、增强肢体运动功能的作用。

二、手术治疗原则

1. 上肢手术着重使上肢发挥或重建手的抓拿作用，而下肢手术主要使下肢恢复站立的姿势与步行能力，以选择创伤最小、效果最佳的手术为原则。

2. 原则上解除痉挛手术与矫形手术要分期进行。解除痉挛手术在先，矫形手术在后。对于不随意运动型脑瘫或混合型脑瘫，首先要缓解或减轻不随意运动，其后根据个体情况制订下一步手术或康复计划。盲目进行各种矫形手术是错误的，应严格掌握手术的适应证，按个体化原则制订手术方案与康复方案。

3. 如果儿童在生长期痉挛的肌肉不能与骨骼的生长保持同步，可使畸形呈进行性发展。所以应选择合适的时机进行相应的手术治疗。

（1）肌腱与软组织手术应在 6 岁左右进行。

（2）矫形手术适用于解除痉挛手术或非手术疗法已获得一定效果，但尚未能完全纠正固定挛缩畸形者。

（3）关节矫形或各种骨性手术，需在 12 岁以后进行，以免影响肢体的生长发育。

三、常用现代手术方法

（一）神经性手术

1.选择性脊神经后根部分切断术 主要适用于以下情况。

（1）单纯痉挛、肌张力Ⅲ级以上者。

（2）软组织无畸形或仅有轻度挛缩畸形、骨关节畸形较轻者。

（3）术前躯干、四肢有一定的运动能力，肌力较好者。

（4）智力能配合康复训练者，年龄以 4～6 岁为最佳。

（5）少数以痉挛为主的混合型脑瘫，以及严重痉挛与僵直，影响日常生活、护理和康复训练者。

2.颈动脉鞘交感神经网剥离术 主要适用于以下情况。

（1）不随意运动型脑瘫，或以不随意运动型为主的混合型脑瘫。

（2）软组织无挛缩或仅有轻度挛缩，骨与关节畸形较轻。

（3）吞咽或语言不同程度障碍、流涎、斜视、多动等。

（4）年龄在 16 岁以下者疗效较好。

（二）周围神经微创手术肌腱及软组织手术

该类手术采用肌腱切断、延长和转位术，主要用于松解挛缩、调整肌力，是治疗痉挛型脑瘫安全有效的手术方法。该手术可降低肌张力、纠正痉挛性畸形、改善运动功能。常用以下术式。

1.选择性胫神经肌支切断术 治疗脑瘫痉挛型马蹄内翻足，可降低肌张力。

2.选择性股神经切断术 可以改善股四头肌痉挛引起的膝关节僵硬，增加膝关节活动度。

3.肩外旋肌选择性神经切断术 可以缓解脑瘫患儿的肌肉痉挛。

4. 背侧神经节经皮射频毁损手术 对于严重性屈曲、内收痉挛疼痛的脑瘫，可以改善痉挛和疼痛。

（三）骨性手术

该类手术的主要目的在于稳定脑瘫患儿关节，可行关节融合或截骨术。常用术式如下。

1. 纠正髋屈曲，行内收内旋畸形的股骨粗隆下截骨术。

2. 膝关节屈曲者，行股骨髁上截骨术。

3. 足马蹄内外翻畸形，行三关节融合术。

4. 腕下垂，行腕关节融合术等。

四、术后处理原则

（一）术后处理

1. 按骨科术后常规处理。

2. 术后需抬高患肢，密切观察血运、运动、感觉等情况，如疼痛、肿胀加剧，感觉消失时，应及时松解石膏及敷料。如无特殊情况，一般术后 10 ～ 14 日切口拆线。

3. SPR 手术后需密切观察引流是否通畅，引流物的性质与数量有无异常，若发现异常应及时处理。无特殊情况，创伤期过后，应先卧床被动行髋、膝、踝关节训练，防止肌肉萎缩，但训练量要适度。一般术后 7 ～ 9 日切口拆线。

（二）出院后处理

1. SPR 术后 4 周开始逐步下床进行功能训练，详见康复治疗。

2. 肌腱手术需石膏外固定 3 ～ 4 周，骨与关节手术术后则需石膏外固定 10 ～ 12 周，在不影响外固定的前提下应早期进行功能训练，以促进手术创伤愈合、改善肢体功能。如石膏外固定损坏或松脱，应及时重新固定。

3. 石膏外固定到期后，应先行 X 线拍片复查，痊愈后方可拆除石膏，立即循序渐进地进行系统康复治疗。

第四节 脑性瘫痪康复护理与康复教育

一、康复护理

1.**临床护理** 小儿脑瘫围手术期护理，参照常规临床护理。

2.**自我护理** 本病患儿智力、运动等功能均有程度不同的障碍，对病情较轻、年龄较大者，可鼓励其自我完成日常生活活动等护理。

3.**功能训练指导** 指导患儿掌握日常生活活动能力，如进食、喝水、如厕等。指导患儿侧卧或俯卧，有利于抬头功能的发育；指导患儿正确进行翻身训练；指导患儿学习穿脱衣服的技巧，一般瘫痪侧的肢体先穿后脱；日常护理工作中，常用手势、表情、口语与患儿交流，以促进其语言功能的发育。

4.**预防并发症** 术后4周开始逐步下床进行功能训练，防止肌肉萎缩。加强营养，防止切口愈合不佳，影响肢体功能。

5.**心理护理** 应给予患儿更多的爱心，对患儿态度和蔼、亲切，耐心细致地照顾患儿，使其感受到温暖和关爱。对于患儿家长，要给予充分的理解和支持。

6.**饮食指导** 多吃高蛋白、高维生素、高钙食物，以利于切口愈合与术后康复。

二、康复教育

1.**医学常识教育** 向患儿家长介绍本病的一般知识，包括病因、临床表现、治疗方法及愈后等情况，鼓励家庭共同参与并配合治疗。

2.**预防措施** 本病主要的致病因素是胎儿期缺氧或缺血，应积极做好预产期保健和产前保健工作，尽可能避免难产、早产、胎儿宫内窘迫、出生窒息等致病因素的发生。

3.**社会回归** 较轻的脑瘫患儿经积极有效的综合治疗，可生活自理，有望接受特殊教育，回归社会。绝大多数脑瘫患儿则终生需要照顾。

第五章 ▶ 残疾学的基本知识

第一节 残疾学的基本概念与地位

日本康复医学会（1981 年）曾提出，"残疾学是以残疾本身为研究中心的学科，是康复医学的支柱，在康复医学中占据中心位置"，阐明了残疾学与康复医学的关系。

一、基本概念

1. 残疾学是专门研究残疾的各种致残原因、流行病学特点、发生发展规律，以及康复评定、治疗、预防的一门学科。

2. 残疾（disability）是指因外伤、疾病、发育缺陷或精神因素等造成人体显著的身体功能障碍，导致在社会生活的某些领域中发挥正常作用的能力部分或全部丧失，形成参与社会生活的障碍。

3. 残疾人（disabled person）是指生理功能、心理状态、解剖结构异常或丧失，部分或全部失去以正常方式从事个人或社会生活能力的人。

二、残疾学在康复医学中的地位

康复医学的主要研究对象是残疾人，重点着眼于各类残疾所引起的身心功能障碍。其目的是最大限度地使残疾人的功能障碍得到恢复、重建或代偿，为残疾人回归社会奠定基础。而深入研究残疾学，对制订残疾人康复计划、实行康复治疗措施都具有很重要的现实意义。残疾学与康复医学、临床医学、社会事业学等多学科有着不可分割的联系（图 5-1），其在康复医学中占有十分重要的地位，是康复医学基础学的重要内涵。

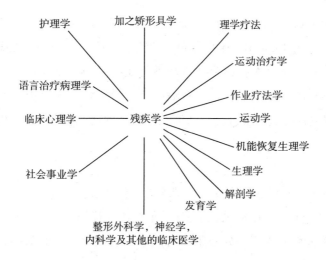

图5-1 残疾学在康复医学中的地位（津山直一，1988）

第二节 致残原因

随着社会的发展，人口增多，年龄结构老龄化，工伤交通事故、自然灾害、疾病等诸多因素日渐增多，残疾发生率也呈逐年上升趋势。据世界卫生组织（WHO）统计，全世界残疾人占总人口的10%左右，目前约有7.8亿，每年新增残疾人逾千万，而且约80%在发展中国家。

我国2006年4月第二次全国残疾人抽样调查数据显示，全国各类残疾人的总数为8296万人，占全国总人口的6.34%。其中视力残疾1232.79万人，占14.86%；听力残疾2004.31万人，占24.16%；言语残疾126.93万人，占1.53%；肢体残疾2411.65万人，占29.07%；智力残疾554.17万人，占6.68%；精神残疾613.9万人，占7.40%；多重残疾1352.25万人，占16.30%。1987年第一次全国残疾人抽样调查数据显示，全国各类残疾人的总数为5164万人，19年内新增各类残疾人3132万人。

新疆2006年4月第二次全疆残疾人抽样调查数据显示，各类残疾人的总数为106.9万人，占全疆总人口的5.31%。其中视力残疾13.5万人，占12.63%；听力残疾19.4万人，占18.15%；言语残疾2.6万人，占2.43%；肢体残疾36.5万人，占 34.14%；智力残疾 6.9 万人，占 6.45%；精神残疾 7.9 万人，占 7.39%；多重残疾 20.1 万人，占 18.80%。1987 年第一次全疆残疾人抽样调查数据显示，各类残疾人的总数为 53.4 万人，18 年内新增各类残疾人 53.5 万人。

全国每年新增残疾人 174 万，新疆每年新增残疾人 2.97 万，所以残疾人问题已是一个普遍存在，需要社会、政府共同关注的问题。我国常见致残原因有如下几类。

1. 疾病

（1）传染病：如脊髓灰质炎、乙型脑炎、脊椎结核。

（2）孕期疾病：如风疹、宫内感染、妊娠毒血症等。

（3）慢性病和老年病：如心脑血管疾病、慢性阻塞性肺疾病、类风湿关节炎、肿瘤等。

2. 营养不良　如蛋白质严重缺乏可引起智力发育迟缓，维生素 A 严重缺乏可引起角膜软化致盲，维生素 D 严重缺乏可引起骨骼畸形等。

3. 遗传　可致畸形、精神发育迟滞、精神病等。

4. 意外事故　如交通事故、工伤事故、运动损伤、产伤等，可致颅脑损伤、脊髓损伤、骨骼肌肉系统损伤等。

5. 物理化学因素　如噪声、烧伤、酒精中毒者等。

6. 社会、心理因素　可致精神病。

第三节　残疾分类与分级

由于各国国情不同，对残疾的内涵认识和分类、分级也有所差异。现简要介绍国际分类，重点介绍国内常用分类、分级方法。

一、国际分类

WHO 于 1980 年制订《国际损害、弱能、残障分类》（international classification of impairment, disability and handicap, ICIDH），该分类是以生物医学模式建立的，经十余年的临床应用，问题暴露不少，迫切需要调整。为此，WHO 于 2001 年建立了新的残疾分类标准——《国际功能、残疾和健康分类》

（international classification of functioning disability and health，ICF），该分类法依据残疾发生发展的社会模式，从残疾人融入社会的角度入手，用社会标准来观察人在与健康相关的领域中，处于相对不利位置时的情况或问题的分类，它适合于社会中所有的人。

二、中国残疾分类与分级

中国残疾人联合会根据 1987 年我国残疾人抽样调查所制订的五类残疾标准，于 1995 年制订出了我国现行的六类残疾人分类法，具体内容包括：视力残疾、听力残疾、言语残疾、智力残疾、肢体残疾、精神残疾。

2011 年，中国残疾人联合会、中国国家质量监督检验检疫总局、中国国家标准化管理委员会联合对现行残疾分类分级进行了调整。

（一）残疾分类

分类原则——按不同残疾分为视力残疾、听力残疾、言语残疾、肢体残疾、智力残疾、精神残疾和多重残疾。

1. **视力残疾**　各种原因导致双眼视力低下并且不能矫正或双眼视野缩小，以致影响其日常生活和社会参与。视力残疾包括盲及低视力。

2. **听力残疾**　各种原因导致双耳不同程度的永久性听力障碍，听不到或听不清周围环境声及言语声，以致影响其日常生活和社会参与。

3. **言语残疾**　各种原因导致的不同程度的言语障碍，经治疗一年以上不愈或病程超过两年，而不能或难以进行正常的言语交流活动，以致影响其日常生活和社会参与。包括失语、运动性构音障碍、器质性构音障碍、发声障碍、儿童言语发育迟滞、听力障碍所致的言语障碍、口吃等。

注：3 岁以下不定残。

4. **肢体残疾**　人体运动系统的结构、功能损伤造成的四肢残缺或四肢、躯干麻痹（瘫痪）、畸形等，导致人体运动功能不同程度丧失，以及活动受限或参与的局限。

肢体残疾主要包括：①上肢或下肢因伤、病或发育异常所致的缺失、畸形或功能障碍；②脊柱因伤、病或发育异常所致的畸形或功能障碍；③中枢、周围神经因伤、病或发育异常造成躯干或四肢的功能障碍。

5. 智力残疾　智力显著低于一般人水平，并伴有适应行为的障碍。此类残疾是由于神经系统结构、功能障碍，使个体活动和参与受到限制，需要环境提供全面、广泛、有限和间歇的支持。

智力残疾包括在智力发育期间（18岁之前），由于各种有害因素导致的精神发育不全或智力迟滞；或者智力发育成熟以后，由于各种有害因素导致智力损害或智力明显衰退。

6. 精神残疾　各类精神障碍持续一年以上未痊愈，由于存在认知、情感和行为障碍，以致影响其日常生活和社会参与。

7. 多重残疾　同时存在视力残疾、听力残疾、言语残疾、肢体残疾、智力残疾、精神残疾中的两种或两种以上残疾。

（二）残疾分级

分级原则——各类残疾按残疾程度分为四级：残疾一级、残疾二级、残疾三级和残疾四级。残疾一级为极重度，残疾二级为重度，残疾三级为中度，残疾四级为轻度。

1. 视力残疾分级　按视力和视野状态分级，其中盲为视力残疾一级和二级，低视力为视力残疾三级和四级。视力残疾均指双眼而言，若双眼视力不同，则以视力较好的一眼为准。如仅有单眼为视力残疾，而另一眼的视力达到或优于0.3，则不属于视力残疾范畴。视野以注视点为中心，视野半径小于10°者，不论其视力如何，均属于盲。视力残疾分级见表5-1。

表5-1　视力残疾分级

级　别	视力、视野
一级	无光感～< 0.02；或视野半径< 5°
二级	0.02～< 0.05；或视野半径< 10°
三级	0.05～< 0.1
四级	0.1～< 0.3

2. 听力残疾分级　分级原则：按平均听力损失，以及听觉系统的结构、功能、活动和参与，环境和支持等因素分级（不佩戴助听放大装置）。

注：3 岁以内儿童，残疾程度一、二、三级的定为残疾人。

（1）听力残疾一级：听觉系统的结构和功能极重度损伤，较好耳平均听力损失大于 90dB（HL），不能依靠听觉进行言语交流，在理解、交流等活动上极重度受限，在参与社会生活方面存在极严重障碍。

（2）听力残疾二级：听觉系统的结构和功能重度损伤，较好耳平均听力损失在 81～90dB（HL），在理解和交流等活动上重度受限，在参与社会生活方面存在严重障碍。

（3）听力残疾三级：听觉系统的结构和功能中重度损伤，较好耳平均听力损失在 61～80dB（HL），在理解和交流等活动上中度受限，在参与社会生活方面存在中度障碍。

（4）听力残疾四级：听觉系统的结构和功能中度损伤，较好耳平均听力损失在 41～60dB（HL），在理解和交流等活动上轻度受限，在参与社会生活方面存在轻度障碍。

3. 言语残疾分级 分级原则：按各种言语残疾不同类型的口语表现和程度，脑和发音器官的结构、功能，活动和参与，环境和支持等因素分级。

（1）言语残疾一级：脑和（或）发音器官的结构、功能极重度损伤，无任何言语功能，或语音清晰度 ≤ 10%，言语表达能力等级测试未达到一级测试水平，在参与社会生活方面存在极严重障碍。

（2）言语残疾二级：脑和（或）发音器官的结构、功能重度损伤，具有一定的发声及言语能力。语音清晰度在 11%～25%，言语表达能力等级测试未达到二级测试水平，在参与社会生活方面存在严重障碍。

（3）言语残疾三级：脑和（或）发音器官的结构、功能中度损伤，可以进行部分言语交流。语音清晰度在 26%～45%，言语表达能力等级测试未达到三级测试水平，在参与社会生活方面存在中度障碍。

（4）言语残疾四级：脑和（或）发音器官的结构、功能轻度损伤，能进行简单会话，但用较长句表达困难。语音清晰度在 46%～65%，言语表达能力等级测试未达到四级测试水平，在参与社会生活方面存在轻度障碍。

4. 肢体残疾分级 分级原则：按人体运动功能丧失、活动受限、参与局限的程度分级（不佩戴假肢、矫形器及其他辅助器具）。肢体部位说明如下。

①全上肢：包括肩关节、肩胛骨。

②上臂：肘关节和肩关节之间，不包括肩关节，含肘关节。

③前臂：肘关节和腕关节之间，不包括肘关节，含腕关节。

④全下肢：包括髋关节、半骨盆。

⑤大腿：髋关节和膝关节之间，不包括髋关节，含膝关节。

⑥小腿：膝关节和踝关节之间，不包括膝关节，含踝关节。

⑦手指全缺失：掌指关节。

⑧足趾全缺失：跖趾关节。

（1）肢体残疾一级：不能独立实现日常生活活动，并具备下列状况之一。

①四肢瘫：四肢运动功能重度丧失。

②截瘫：双下肢运动功能完全丧失。

③偏瘫：一侧肢体运动功能完全丧失。

④单全上肢和双小腿缺失。

⑤单全下肢和双前臂缺失。

⑥双上臂和单大腿（或单小腿）缺失。

⑦双全上肢或双全下肢缺失。

⑧四肢在手指掌指关节（含）和足趾跖趾关节（含）以上不同部位缺失。

⑨双上肢功能极重度障碍或三肢功能重度障碍。

（2）肢体残疾二级：基本上不能独立实现日常生活活动，并具备下列状况之一。

①偏瘫或截瘫，残肢保留少许功能（不能独立行走）。

②双上臂或双前臂缺失。

③双大腿缺失。

④单全上肢和单大腿缺失。

⑤单全下肢和单上臂缺失。

⑥三肢在手指掌指关节（含）和足趾跖趾关节（含）以上不同部位缺失（一级中的情况除外）。

⑦二肢功能重度障碍或三肢功能中度障碍。

（3）肢体残疾三级：能部分独立实现日常生活活动，并具备下列状况之一。

①双小腿缺失。

②单前臂及其以上缺失。

③单大腿及其以上缺失。

④双手拇指或双手拇指以外其他手指全缺失。

⑤二肢在手指掌指关节（含）和足跗跖关节（含）以上不同部位缺失（二级中的情况除外）。

⑥一肢功能重度障碍或二肢功能中度障碍。

（4）肢体残疾四级：基本上能独立实现日常生活活动，并具备下列状况之一。

①单小腿缺失。

②双下肢不等长，差距≥ 50 mm。

③脊柱强（僵）直。

④脊柱畸形，后凸大于 70°或侧凸大于 45°。

⑤单手拇指以外其他四指全缺失。

⑥单手拇指全缺失。

⑦单足跗跖关节以上缺失。

⑧双足趾完全缺失或失去功能。

⑨侏儒症（身高≤ 1300mm 的成年人）。

⑩一肢功能中度障碍或两肢功能轻度障碍。

⑪类似上述的其他肢体功能障碍。

5. 智力残疾分级 按 0 ～ 6 岁和 7 岁及以上两个年龄段的发育商、智商和适应行为分级。0 ～ 6 岁儿童发育商小于 72 的直接按发育商分级，发育商在 72 ～ 75 的按适应行为分级。7 岁及以上按智商、适应行为分级；当两者的分值不在同一级时，按适应行为分级。WHO–DAS Ⅱ分值反映的是 18 岁及以上各级智力残疾的活动与参与情况。智力残疾分级见表 5–2。

6. 精神残疾分级 分级原则：18 岁及以上的精神障碍患者依据 WHO–DAS Ⅱ分值和适应行为表现分级，18 岁以下精神障碍患者依据适应行为的表现分级。

（1）精神残疾一级：WHO–DAS Ⅱ值≥ 116 分，适应行为极重度障碍；生活完全不能自理，忽视自己的生理、心理的基本要求。不与人交往，无法从事工作，不能学习新事物。需要环境提供全面、广泛的支持，生活长期、全部需他人监护。

表 5-2　智力残疾分级

级　别	智力发育水平		社会适应能力	
	发育商（DQ）0～6岁	智商（IQ）7岁及以上	适应行为（AB）	WHO-DAS Ⅱ分值 18岁及以上
一级	≤ 25	＜ 20	极重度	≥ 116 分
二级	26 ～ 39	20 ～ 34	重度	106 ～ 115 分
三级	40 ～ 54	35 ～ 49	中度	96 ～ 105 分
四级	55 ～ 75	50 ～ 69	轻度	52 ～ 95 分

适应行为表现：

极重度——不能与人交流、不能自理、不能参与任何活动、身体移动能力很差；需要环境提供全面的支持，全部生活由他人照料。

重度——与人交往能力差、生活方面很难达到自理、运动能力发展较差；需要环境提供广泛的支持，大部分生活由他人照料。

中度——能以简单的方式与人交流、生活能部分自理、能做简单的家务劳动、能参与一些简单的社会活动；需要环境提供有限的支持，部分生活由他人照料。

轻度——能生活自理、能承担一般的家务劳动或工作、对周围环境有较好的辨别能力、能与人交流和交往、能比较正常地参与社会活动；需要环境提供间歇的支持，一般情况下生活不需要由他人照料。

（2）精神残疾二级：WHO-DAS Ⅱ值在 106 ～ 115 分，适应行为重度障碍；生活大部分不能自理，基本不与人交往，只与照顾者简单交往，能理解照顾者的简单指令，有一定学习能力。监护下能从事简单劳动。能表达自己的基本需求，偶尔被动参与社交活动。需要环境提供广泛的支持，大部分生活仍需他人照料。

（3）精神残疾三级：WHO-DAS Ⅱ值在 96 ～ 105 分，适应行为中度障碍；生活上不能完全自理，可以与人进行简单交流，能表达自己的情感。能独立从事简单劳动，能学习新事物，但学习能力明显比一般人差。被动参与社交活动，偶尔能主动参与社交活动。需要环境提供部分的支持，即所需要的支持服务是经常性的、短时间的需求，部分生活需由他人照料。

（4）精神残疾四级：WHO-DAS Ⅱ值在 52 ～ 95 分，适应行为轻度障碍；生活上基本自理，但自理能力比一般人差，有时忽略个人卫生。能与人交往，能表达自己的情感，体会他人情感的能力较差，能从事一般的工作，学习新事物的能力比一般人稍差。偶尔需要环境提供支持，一般情况下生活不需要由他人照料。

7. 多重残疾分级 按所属残疾中残疾程度最重类别的分级确定其残疾等级。

第四节　残疾预防

残疾的预防是通过医学的、社会的、法制的和职业等综合性服务措施，以达到预防疾病的发生，预防伤病转化为残疾，预防残疾进一步恶化加重和预防发生继发性残疾的目的，它是康复医学的重要内容。WHO 提倡的三级残疾预防是较为科学的举措。

一、一级预防

一级预防是指减少或避免各种伤害、疾病、先后天不利因素的出现，预防疾病、意外事故的发生。其措施包括以下几项内容。

1. 预防接种，普及计划免疫。

2. 防先天因素发生，做好远缘婚配、围产期保健及优生优育工作。

3. 防营养不合理，改善合理的生活条件。

4. 防老年、体弱等致病因素，加强健身与保健指导。

5. 防意外事故发生，健全工作及交通的规章制度和安全设施，进行安全教育。

6. 合理用药，限制或停止吸烟、饮酒。

7. 创造稳定的社会环境、和睦的家庭内部及健全的心理状态。

二、二级预防

1. 医疗康复措施，包括药物及手术治疗。

2. 功能及心理康复措施，包括运动、作业、心理治疗及物理治疗、言语治疗等。继续加强安全、防病、防残教育，提高自身素质。

三、三级预防

三级预防是指防止残疾转化为残障。其措施包括如下几项。

1. **各种康复治疗措施的实施** 包括运动、作业治疗、自理能力及心理素质的训练。

2. **康复工程的应用** 包括矫形器、假肢、生活辅助器的应用等。

3. **开展职业康复** 包括职业咨询、指导、评价、训练、安置等。

4. **实施康复教育，提供教育机会** 开展适合各种不同类型、不同年龄特点的教育。

5. **社会康复** 改变社会及家庭对残疾人的态度，提倡理解、尊重、关心、帮助残疾人，促进残疾人婚姻美满、家庭幸福，提供适宜的交通工具及无障碍建筑设施等。

实践经验证明，在残疾的预防工作中，运用预防技术是第一步，为的是减少伤残。当预防措施失效，出现伤残或残疾，或者在缺乏适当的预防措施和技术的时候，康复治疗和保健则显得尤为重要。见表5-3。

表5-3　三级预防范围与要求

分 级	预 防 范 围	预 防 要 求
一级预防	防致残的损伤和疾病发生	促进健康，特殊保护
二级预防	防伤病发展造成残疾	早期诊断，合理治疗
三级预防	防早期残疾发展为严重残障	限制残废，康复处理

由此看来，做好一级预防，可减少70%残疾发生；做好二级预防，可使残疾发生率减少10%～20%。预防残疾并不是哪一个部门的工作，应该是全社会的责任。残疾预防工作应纳入初级卫生保健发展规划中，应加强以社区为基础的残疾预防工作，加强管理，培训人才，开展技术交流，最大限度地限制残疾的发生率。

中篇

脑性瘫痪家庭康复护理技术

第六章 ▶ 脑性瘫痪家庭康复护理

第一节 脑性瘫痪家庭康复护理的意义

小儿脑瘫经过不同的医疗机构治疗后，家长在长期家庭生活中能否保持手术、康复治疗效果，日常生活中能否发现并及时纠正患儿的异常行为、运动、姿势，最大限度地提高患儿的自理能力，诱发患儿的潜在能力，提高患儿功能恢复效果及日常生活活动能力，使其逐渐被社会接受，是小儿脑瘫康复的最终目的。家长掌握科学的康复训练护理方法，在家长期指导、帮助患儿进行康复训练，对脑瘫患儿逐步恢复掌握生活活动能力至关重要，也是脑瘫家庭康复护理的意义所在。

根据 WHO《社区康复指南》的理念，残疾人的社区康复是未来重要的康复发展趋势之一。小儿脑瘫能否长期在家庭中开展康复训练与康复护理，家长能否掌握相应的康复护理技术是核心问题。对于如何开展脑瘫患儿的家庭康复工作，笔者认为，一是对患儿家长集中进行脑瘫康复技术培训，二是通过专科医院脑瘫专病微信公众号，指导家庭康复，这是推广脑瘫家庭康复的重要渠道。王丹等报道，微信公众号是有效的便携式指导工具。

第二节 脑瘫家庭康复护理的内容

小儿脑瘫患儿想要恢复生活自立能力，需要经过一个长期而不间断的康复过程。患儿家长在家中积极开展日常家庭康复护理训练项目，正确掌握照料患儿的方法与技巧，对促进患儿发育，逐步恢复日常生活活动能力是必不可少的。

一、家庭康复护理的原则

1.鼓励患儿尽可能自己做事 脑瘫患儿要想具备日常生活活动能力，如吃饭、喝水、穿衣、上厕所、说话等，家长要最大限度地鼓励患儿去做自己能做到的事情。若患儿做不到，可以在家长帮助下让患儿尽力完成，家长不要代劳。患儿完成后，家长要及时给予精神和物质上的奖励，是促进脑瘫患儿功能康复的基本原则。

2. 患儿家长要有持之以恒的康复训练精神　脑瘫患儿需要长期的家庭康复训练，才能巩固康复效果。患儿家长要端正心态，不能怨天怨地，要面对现实，家长的心态将直接影响患儿的发育与成长，影响患儿的治疗效果。家长应积极掌握脑瘫患儿家庭康复训练护理方法，每天、每事、每时不断科学地指导患儿提高日常生活自理能力，训练患儿的身心功能，使之最终成为对社会有用之人。

3. 患儿家长要不断学习，正确掌握康复训练技术　患儿父母要学习掌握正常儿童发育的全过程，了解自己孩子异常发育的状态，积极学习脑瘫康复训练技术，理解康复训练的原则，才能有的放矢地做好家庭康复工作。

二、家庭康复护理的内容

（一）日常生活活动能力训练

包括穿、脱衣物的训练，进食功能训练，排泄功能训练，睡眠姿势的控制训练，洗浴训练，游戏训练，等等。

（二）运动功能训练

包括头颈部训练，四肢训练，卧姿训练，翻身训练，爬行训练，站立、行走训练，抱姿训练，等等。

（三）认知能力训练

主要在与患儿做游戏中进行认知能力训练，逐步提高其智力水平、理解能力和交流能力。

（四）语言、听觉、视觉能力训练

家长将学习掌握的语言、听觉、视觉训练技术，及时应用到患儿日常生活之中，这是提高患儿感观能力的最有效方法。

以上家庭康复训练护理技术，详见本书相关章节。

第七章

脑性瘫痪家庭居住环境无障碍要求

第一节 我国无障碍建设的相关规定

为保障残疾人、老年人、伤病人、儿童和其他社会成员的通行安全和使用便利，在道路、公共建筑、居住建筑和居住区等建设工程中配套建设的服务设施，称为无障碍设施（barrier free facilities）。无障碍设施建设是一个国家物质文明和精神文明的集中体现，是社会进步的重要标志。我国于2012年3月30日由住房和城乡建设部颁布了最新的《中华人民共和国国家标准无障碍设计规范GB 50763-2012》，对城市道路和建筑物内外都提出了要求，兹将其部分要点介绍如下。

一、无障碍设施的设计要求

（一）缘石坡道

1. 缘石坡道应符合下列规定 ①缘石坡道的坡面应平整、防滑。②缘石坡道的坡口与车行道之间宜没有高差；当有高差时，高出车行道的地面不应大于10mm。③宜优先选用全宽式单面坡缘石坡道。

2. 缘石坡道的坡度应符合下列规定 ①全宽式单面坡缘石坡道的坡度不应大于1:20。②三面坡缘石坡道正面及侧面的坡度不应大于1:12。③其他形式的缘石坡道的坡度均不应大于1:12。

3. 缘石坡道的宽度应符合下列规定 ①全宽式单面坡缘石坡道的宽度应与人行道宽度相同。②三面坡缘石坡道的正面坡道宽度不应小于1.20m。③其他形式的缘石坡道的坡口宽度均不应小于1.50m。

（二）无障碍出入口

1. 无障碍出入口包括以下几种类别　①平坡出入口。②同时设置台阶和轮椅坡道的出入口。③同时设置台阶和升降平台的出入口。

2. 无障碍出入口应符合下列规定　①出入口的地面应平整、防滑。②室外地面滤水箅子的孔洞宽度不应大于 15mm。③同时设置台阶和升降平台的出入口宜只应用于受场地限制无法改造坡道的工程。并应符合本规范有关规定。④除平坡出入口外，在门完全开启的状态下，建筑物无障碍出入口的平台的净深度不应小于 1.50m。⑤建筑物无障碍出入口的门厅、过厅如设置两道门，门扇同时开启时两道门的间距不应小于 1.50m。⑥建筑物无障碍出入口的上方应设置雨棚。

3. 无障碍出入口的轮椅坡道及平坡出入口的坡度应符合下列规定　①平坡出入口的地面坡度不应大于 1∶20，当场地条件比较好时，不宜大于 1∶30。②同时设置台阶和轮椅坡道的出入口，轮椅坡道的坡度应符合本规范有关规定。

（三）轮椅坡道

1. 轮椅坡道宜设计成直线形、直角形或折返形。

2. 轮椅坡道的净宽度不应小于 1.00m，无障碍出入口的轮椅坡道净宽度不应小于 1.20m。

3. 轮椅坡道的高度超过 300mm 且坡度大于 1∶20 时，应在两侧设置扶手，坡道与休息平台的扶手应保持连贯，扶手应符合本规范的相关规定。

4. 轮椅坡道的最大高度和水平长度应符合表 7-1 的规定。

表 7-1　轮椅坡道的最大高度和水平长度

坡度	1:20	1:16	1:12	1:10	1:8
最大高度（m）	1.20	0.90	0.75	0.60	0.30
水平长度（m）	24.00	14.40	9.00	6.00	2.40

注：其他坡度可用插入法进行计算

5. 轮椅坡道的坡面应平整、防滑、无反光。

6. 轮椅坡道起点、终点和中间休息平台的水平长度不应小于 1.50m。

7. 轮椅坡道临空侧应设置安全阻挡措施。

8. 轮椅坡道应设置无障碍标志，无障碍标志应符合本规范的有关规定。

（四）无障碍通道、门

1. 无障碍通道的宽度应符合下列规定　①室内走道不应小于 1.20m，人流较多或较集中的大型公共建筑的室内走道不宜小于 1.80m。②室外通道不宜小于 1.50m。③检票口、结算口轮椅通道不应小 900mm。

2. 无障碍通道应符合下列规定　①无障碍通道应连续，其地面应平整、防滑、反光小或无反光，并不宜设置厚地毯。②无障碍通道上有高差时，应设置轮椅坡道。③室外通道上的雨水箅子的孔洞宽度不应大于 15mm。④固定在无障碍通道的墙、立柱上的物体或标牌距地面的高度不应小于 2.00m；如小于 2.00m 时，探出部分的宽度不应大于 100mm；如突出部分大于 100mm，则其距地面的高度应小于 600mm。⑤斜向的自动扶梯、楼梯等下部空间可以进入时，应设置安全挡牌。

3. 门的无障碍设计应符合下列规定　①不应采用力度大的弹簧门，并不宜采用弹簧门、玻璃门；当采用玻璃门时，应有醒目的提示标志。②自动门开启后通行净宽度不应小于 1.00m。③平开门、推拉门、折叠门开启后的通行净宽度不应小于 800mm，有条件时，不宜小于 900mm。④在门扇内外应留有直径不小于 1.50m 的轮椅回转空间。⑤在单扇平开门、推拉门、折叠门的门把手一侧的墙面，应设宽度不小于 400mm 的墙面。⑥平开门、推拉门、折叠门的门扇应设距地 900mm 的把手，宜设视线观察玻璃，并宜在距地 350mm 范围内安装护门板。⑦门槛高度及门内外地面高差不应大于 15mm，并以斜面过渡。⑧无障碍通道上的门扇应便于开关。⑨宜与周围墙面有一定的色彩反差，方便识别。

（五）无障碍楼梯、台阶

1. 无障碍楼梯应符合下列规定　①宜采用直线形楼梯。②公共建筑楼梯的踏步宽度不应小于 280mm，踏步高度不应大于 160mm。③不应采用无踢面和直角形突缘的踏步。④宜在两侧均做扶手。⑤如采用栏杆式楼梯，在栏杆下方宜设置安全阻挡措施。⑥踏面应平整防滑或在踏面前缘设防滑条。⑦距踏步起点和终点 250～300mm 宜设提示盲道。⑧踏面和踢面的颜色宜有区分和对比。⑨楼梯上行及下行的第一阶宜在颜色或材质上与平台有明显区别。

2. 台阶的无障碍设计应符合下列规定　①公共建筑的室内外台阶踏步宽度不宜小于 300mm，踏步高度不宜大于 150mm，并不应小于 100mm。②踏步应防滑。

③三级及三级以上的台阶应在两侧设置扶手。④台阶上行及下行的第一阶宜在颜色或材质上与其他阶有明显区别。

（六）扶手

1. 无障碍单层扶手的高度应为 850～900mm，无障碍双层扶手的上层扶手高度应为 850～900mm，下层扶手高度应为 650～700mm。

2. 扶手应保持连贯，靠墙面的扶手的起点和终点处应水平延伸不小于 300mm 的长度。

3. 扶手末端应向内拐到墙面或向下延伸不小于 100mm，栏杆式扶手应向下成弧形或延伸到地面上固定。

4. 扶手内侧与墙面的距离不应小于 40mm。

5. 扶手应安装坚固，形状易于抓握。圆形扶手的直径应为 35～50mm，矩形扶手的截面尺寸应为 35～50mm。

6. 扶手的材质宜选用防滑、热惰性指标好的材料。

（七）公共厕所、无障碍厕所

1. 公共厕所的无障碍设计应符合下列规定　①女厕所的无障碍设施包括至少 1 个无障碍厕位和 1 个无障碍洗手盆。男厕所的无障碍设施包括至少 1 个无障碍厕位、1 个无障碍小便器和 1 个无障碍洗手盆。②厕所的入口和通道应方便乘轮椅者进入和进行回转，回转直径不小于 1.50m。③门应方便开启，通行净宽度不应小于 800mm。④地面应防滑、不积水。⑤无障碍厕位应设置无障碍标志，无障碍标志应符合本规范的有关规定。

2. 无障碍厕位应符合下列规定　①无障碍厕位应方便乘轮椅者到达和进出，尺寸宜做到 2.00m×1.50m，不应小于 1.80m×1.00m。②无障碍厕位的门宜向外开启，如向内开启，需在开启后厕位内留有直径不小于 1.50m 的轮椅回转空间，门的通行净宽不应小于 800mm，平开门外侧应设高 900mm 的横扶把手，在关闭的门扇里侧设高 900mm 的关门拉手，并应采用门外可紧急开启的插销。③厕位内应设坐便器，厕位两侧距地面 700mm 处应设长度不小于 700mm 的水平安全抓杆，另一侧应设高 1.40m 的垂直安全抓杆。

3. 无障碍厕所的无障碍设计应符合下列规定　①位置宜靠近公共厕所，应方便乘轮椅者进入和进行回转，回转直径不小于1.50m。②面积不应小于4.00m²。③当采用平开门，门扇宜向外开启，如向内开启，需在开启后留有直径不小于1.50m的轮椅回转空间，门的通行净宽度不应小于800mm，平开门应设高900mm的横扶把手，在门扇里侧应采用门外可紧急开启的门锁。④地面应防滑、不积水。⑤内部应设坐便器、洗手盆、多功能台、挂衣钩和呼叫按钮。⑥坐便器和洗手盆应符合本规范的有关规定。⑦多功能台长度不宜小于700mm，宽度不宜小于400mm，高度宜为600mm；⑧安全抓杆的设计应符合本规范的有关规定；⑨挂衣钩距地高度不应大于1.20m；⑩在坐便器旁的墙面上应设高400mm～500mm的救助呼叫按钮；11 入口应设置无障碍标志，无障碍标志应符合本规范的有关规定。

4. 厕所里的其他无障碍设施应符合下列规定 ①无障碍小便器下口距地面高度不应大于400mm，小便器两侧应在离墙面250mm处，设高度为1.20m的垂直安全抓杆，并在离墙面550mm处，设高度为900mm水平安全抓杆，与垂直安全抓杆连接。②无障碍洗手盆的水嘴中心距侧墙应大于550mm，其底部应留出宽750mm、高650mm、深450mm供乘轮椅者膝部和足尖部移动的空间，并在洗手盆上方安装镜子，出水龙头宜采用杠杆式水龙头，或感应式自动出水方式。③安全抓杆应安装牢固，直径应为30～40mm，内侧距墙不应小于40mm。④取纸器应设在坐

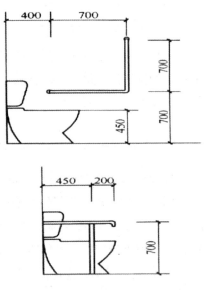

图7-1 坐式便器及安全抓杆设计

便器的侧前方，高度为400～500mm。坐便器及安全拉杆的设计见图7-1。

（七）公共浴室

1. 公共浴室的无障碍设计应符合下列规定 ①公共浴室的无障碍设施包括1个无障碍淋浴间或盆浴间以及1个无障碍洗手盆。②公共浴室的入口和室内空间应方便乘轮椅者进入和使用，浴室内部应能保证轮椅进行回转，回转直径不小于1.50m。③浴室地面应防滑、不积水。④浴间入口宜采用活动门帘，当采用平开门时，门扇应向外开启，设高900mm的横扶把手，在关闭的门扇里侧设高900mm

的关门拉手，并应采用门外可紧急开启的插销。⑤应设置一个无障碍厕位。

2. 无障碍淋浴间应符合下列规定　①无障碍淋浴间的短边宽度不应小于1.50m。②浴间坐台高度宜为450mm，深度不宜小于450mm。③淋浴间应设距地面高700mm的水平抓杆和高1.40～1.60m的垂直抓杆。④淋浴间内淋浴喷头的控制开关的高度距地面不应大于1.20m。⑤毛巾架的高度不应大于1.20m。

3. 无障碍盆浴间应符合下列规定　①在浴盆一端设置方便进入和使用的坐台，其深度不应小于400mm。②浴盆内侧应设高600mm和900mm的两层水平抓杆，水平长度不小于800mm。洗浴坐台一侧的墙上设高900mm、水平长度不小于600mm的安全抓杆。③毛巾架的高度不应大于1.20m。

（八）无障碍住房及宿舍

1. 户门及户内门开启后的净宽应符合本规范的有关规定。

2. 通往卧室、起居室（厅）、厨房、卫生间、储藏室及阳台的通道应为无障碍通道，并按照本规范的要求在一侧或两侧设置扶手。

3. 浴盆、淋浴、坐便器、洗手盆及安全抓杆等应符合本规范第3.9节和第3.10节的有关规定。

4. 无障碍住房及宿舍的其他规定　①单人卧室面积不应小于7.00m²，双人卧室面积不应小于10.50m²，兼起居室的卧室面积不应小于16.00m²，起居室面积不应小于14.00m²，厨房面积不应小于6.00m²。②设坐便器、洗浴器（浴盆或淋浴）、洗面盆三件卫生洁具的卫生间面积不应小于4.00m²；设坐便器、洗浴器两件卫生洁具的卫生间面积不应小于3.00m²；设坐便器、洗面盆两件卫生洁具的卫生间面积不应小于2.50m²；单设坐便器的卫生间面积不应小于2.00m²。③供乘轮椅者使用的厨房，操作台下方净宽和高度都不应小于650mm，深度不应小于250mm。④居室和卫生间内应设求助呼叫按钮。⑤家具和电器控制开关的位置和高度应方便乘轮椅者靠近和使用。⑥供听力障碍者使用的住宅和公寓应安装闪光提示门铃。

（九）低位服务设施

1. 设置低位服务设施的范围包括问询台、服务窗口、电话台、安检验证台、行李托运台、借阅台、各种业务台、饮水机等。

2. 低位服务设施上表面距地面高度宜为 700 ～ 850mm，其下部宜至少留出宽 750mm、高 650mm、深 450mm 供乘轮椅者膝部和足尖部移动的空间。

3. 低位服务设施前应有轮椅回转空间，回转直径不小于 1.50m。

4. 挂式电话离地不应高于 900mm。

二、信息与标志

主要出入口、无障碍通道、停车位、建筑出入口、厕所等无障碍设施的位置，应设置符合本规范的无障碍标志及无障碍设施标志牌；重要的展览性陈设，宜设置盲文解说牌。详见图 7-2 至图 7-3。

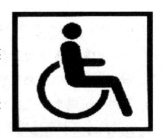

图7-2　无障碍标志

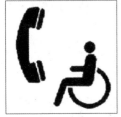
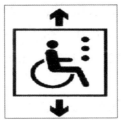
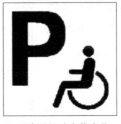

A. 低位电话　　　　B. 无障碍电梯　　　C. 无障碍机动车停车位　　D. 肢体障碍者使用的设施

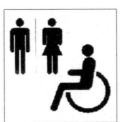
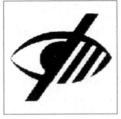

A. 听觉障碍者使用的设施　　B. 无障碍厕所　　C. 视觉障碍者使用的设施　　D. 供导盲犬使用的设施

图7-3　无障碍设施标志牌

第二节　脑性瘫痪家庭居住环境无障碍的意义

小儿脑瘫患者属于伴有肢体、智力、语言、听力、视觉等多重障碍的残疾人，由于其异常姿势、异常运动、异常行为等，程度不同地影响着其与父母及家庭成员间的日常生活。在家庭长期开展康复训练，居住环境一定要宽畅、明亮、无障碍。家庭成员则更需要和睦、友好相处。对患儿既不能溺爱，也不能过于严厉，否则会影响患儿的身心发育。

在家庭长期开展康复训练，居住环境与家庭成员和睦同等重要。居住环境应根据患儿障碍的程度、住房的大小、新旧情况、经济能力等具体情况，进行针对性的无障碍改建。而家庭成员之间的友好和睦、对患儿的态度则需要长期培养。

无障碍居住环境对于保障家庭康复训练效果、防止家庭康复训练中发生意外伤害，有着非常重要的实用意义。如家庭房间地面改造成无台阶形式，房间所有的门与通道的宽度要方便患儿轮椅行走，房门、厕所、浴室等处应安置安全扶手，防止患儿摔倒致伤等。

第三节　脑性瘫痪家庭居住环境无障碍改造方法

为了方便脑瘫患儿在家庭中进行康复训练，方便患儿日常生活和活动，家庭环境无障碍改造原则要遵循三个方面要求：一是根据患儿障碍程度、障碍的类型进行有针对性的家居改造；二是根据居住房屋的使用年限，考虑永久性改造还是临时简易性改造；三是根据家庭经济条件，选择改造程度。

一、地面和门的改造

1. **大门**　大门入口处若有落差，需修建坡道，坡道的倾斜角度为 5° 左右，宽度为 1～1.14m，两侧要有 5cm 高的凸起围栏，以防轮椅的轮子滑出；坡道表面要用防滑材料，门内外应有不小于 1.5×1.5m 平坦的轮椅回转面积，然后接斜坡，如与斜坡并行有一部分台阶，则台阶的高度不应大于 15cm。大门若有防盗门，需改造成入地无门槛的防盗门。

2. **地面与门**　屋内地面包括连接通道，全部应改造成平整地面，地面需用防滑材料改建。房间连接通道宽度不应小于 1.2m，以方便通过轮椅和行人对行。走道供轮椅出入的门至少应有 85cm 以上的有效宽度，走廊两侧不得设置凸出墙面等影响通行的障碍物。

二、厕所和浴室的改造

1. **厕所、浴室门** 厕所、浴室门宽度不应小于 80cm，无门槛等障碍，以方便患儿轮椅步行出入。门向外开时，厕所浴室面积不小于 1.2m×0.8m，向内开时，不小于 1.5m×1.5m，以方便轮椅回转。

2. **便池、便盆** 便池应安装坐式马桶，高 40～45cm，两侧安装能担负患儿体重的扶手，相距 80cm 左右，便于患儿大便，或扶拐的患儿小便。

3. **厕所浴室地面** 应铺防滑垫，防止患儿滑倒。

4. **洗脸水盆、水槽** 位置应适合患儿高度，旁边应安装能担负患儿体重的扶手。水盆、水槽的池底最低处应大于 68cm，以便轮椅患儿的腿部进入池底，便于其接近水池以洗手和脸。水龙头宜采用长手柄式，以便操作。水盆水槽的排水口应位于患儿能够着处。

5. **浴室与洗浴** 浴室面积在 2m×2m 左右。若使用浴盆，浴盆边沿离地面的高度应在轮椅座离地 40～45cm，在浴盆的一端设宽 0.3m 的洗浴坐台，在浴盆及淋浴临近的墙壁上，应安装能担负患儿体重的扶手和安全抓杆，盆底要有防滑措施。若使用淋浴器，两边安装能担负患儿体重的扶手，方便患儿使用。

三、厨房的改造

1. **门与地面** 同厕所浴室的地面要求。

2. **灶台、菜板** 灶台、菜板高度要适合会使用厨具的患儿。

3. **炊具** 菜板、菜刀、面盆等工具要相对固定，防止患儿误伤，同时也方便患儿使用。

4. **洗菜盆** 其位置、高度、水龙头、排水口的要求同洗脸水盆、水槽。

四、专用设备的配置

1. **行走设备** 根据患儿情况，针对性配置拐杖、步行器、轮椅。详见本书第九章第一节。

2. **电子设备** 对于听力障碍的患儿，可配置助听器、闪光门铃、可视门铃、闪光报警水壶。对于视觉障碍患儿，可配置语言交流板、多功能语言报时钟、电子盲表、盲人电话、盲人计算器、助视器、导盲器等，见图 7-4 至图 7-12。

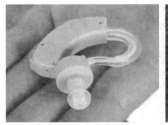
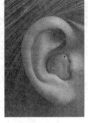
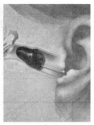

图7-4　助听器

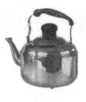
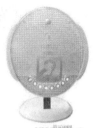

图7-5　报警水壶

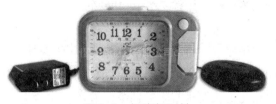

图7-6　闪光报时钟

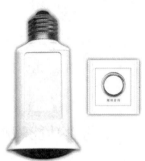

图7-7　闪光门铃

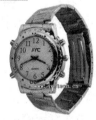

图7-8　闪光电话提示器

图7-9　电子盲表

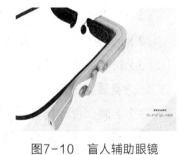

图7-10　盲人辅助眼镜

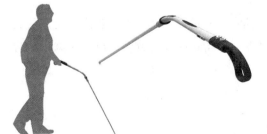

图7-11　导盲杖

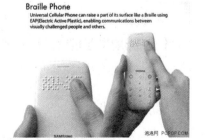

图7-12　盲人电话

第一节 脑性瘫痪进食功能训练

小儿脑瘫由于中枢神经系统、运动系统等障碍，患儿均有不同程度的进食功能障碍，50% 的患儿会有吸吮、咀嚼和吞咽方面的问题，常常导致进食不足而营养不良、体重过轻，程度不同地影响患儿生长发育与康复训练效果。

一、进食功能障碍的常见原因和症状

（一）常见原因

1.中枢神经系统与运动系统损伤

（1）智力发育迟滞，认知能力低下，导致进食困难。

（2）运动功能发育迟滞或发育异常，影响进食。

（3）口腔、喉咽部相关进食肌群协调运动障碍，导致进食困难。

2.进食器官发育不良

（1）下颌、舌等器官发育畸形，导致进食障碍。

（2）唇、腭裂、面裂，导致进食困难。

3.进食姿势异常 脑瘫患儿正常发育模式发生障碍，进食时不能有效获得头部控制和坐位平衡，导致进食困难。

4.饮食工具、协助进食方法欠妥 脑瘫患儿进食协调性差，若进食使用工具不当，将影响患儿进食。如使用浅勺喂食，可防止误入气管，还可避免强烈的咬合反射，发生呛咳。

（二）症状

包括拒食、噎食、吞食、咀嚼困难等等。

二、进食功能障碍的训练方法

（一）进食训练方法

1.体位与姿势的训练 正常发育的孩子通常以斜靠的体位开始进食，当头部功能得到发展后，进食体位就会变得较为垂直。以良好的进食体位与姿势进行吸吮—吞咽—呼吸协调，可保证气道的通畅，防止误吸。脑瘫患儿由于多器官发育异常，不能按正常儿童的体位姿势进食，为此，患儿家长要积极学习掌握实用的喂养方法，可解决一个或多个脑瘫患儿早期喂养的问题。

（1）抱坐位进食法，适用于婴幼儿脑瘫，见图8-1。

（2）抱躺位进食法，适用于婴幼儿及肌张力高的患儿，见图8-2。

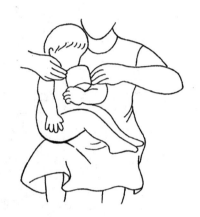

图8-1 脑瘫患儿抱坐位进食法（徐明成）

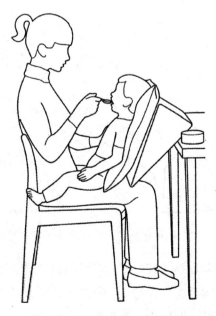

图8-2 脑瘫患儿抱躺位进食法（Eva Bower）

（3）坐位进食法，适用于障碍较轻的患儿，见图8-3。

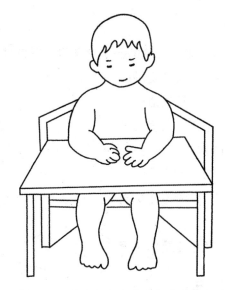

图8-3 脑瘫患儿坐位进食法（徐明成）

（4）俯卧位进食法，适用于全身肌张力较高、全身屈曲状患儿，见图8-4。

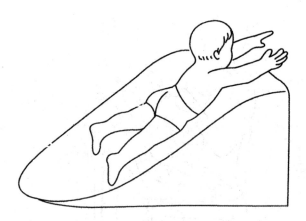

图8-4 脑瘫患儿俯卧位进食法（徐明成）

2. 口腔与下颌的控制训练 脑瘫患儿口唇闭合不严，下颌骨前突或后退，不同程度地影响咀嚼与吞咽功能。口腔与下颌的控制训练可改善患儿的进食能力。

（1）嘴部控制法，可协助患儿张嘴进食，见图8-5。

（2）下颌控制法，可协助患儿张嘴进食，改善吸吮动作。见图8-6。

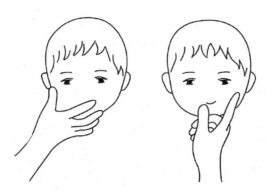

图8-5　脑瘫患儿嘴部控制法（徐明成）

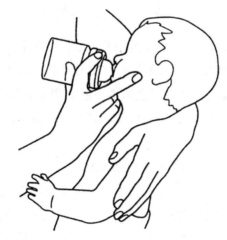

图8-6　脑瘫患儿进食下颌控制法（Eva Bower）

3.进食模式的训练　选择正常的进食模式可抑制异常的进食模式，是改善脑瘫患儿进食功能的重要内容之一。

（1）吸吮训练

①母乳喂养：婴幼儿应以母乳喂养为主。如哺乳困难，可通过嘴部控制法来改善吸吮—吞咽的过程。

②奶瓶喂养：应选择合适患儿口腔的奶嘴，奶嘴不宜过长，否则影响舌头运动；乳头孔不可过大，否则乳汁外溢。

③吸管喂养：适合脑瘫颈部较弱的患儿，可低头直接吸吮。

（2）用杯子进食训练：正常婴幼儿出生后5～6个月即会使用杯子进食。对于脑瘫患儿，使用杯子进食则较为困难。家长应提高患儿使用杯子进食的技能，过度延长婴幼儿吸吮时间，可能会抑制更为成熟的口腔运动技能的发育。对于吸吮能力低下的患儿，使用杯子吸啜饮可能会更为成功。

使用杯子时应选用：①结实、柔软、不易碎的杯子；②选用边缘突出的广口杯；③制作"V"形口杯，方便患儿使用。见图8-7。

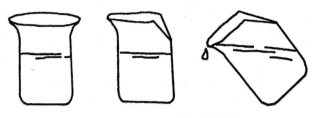

图8-7　小儿脑瘫饮水杯

（3）用勺子进食训练：正常3个月幼儿，家长即可用勺子喂养，此时是小儿学习随意咽下功能的时期，5～6个月时，用勺子喂养儿童已能普遍掌握。脑瘫患儿存在强烈的咬合反射，喂食时会出现下颌紧闭不张嘴的情况。使用勺子进食，家长可掌握勺子的角度、深度、食物的多少来控制喂养，勺子应选择平浅的小木勺最为适合。

（4）独自进食训练：正常2岁左右幼儿即可使用勺、碗进食。脑瘫患儿在功能允许的情况下，应尽量应鼓励其独自进食。可先由家长协助进食，逐步让患儿训练独自进食的能力。开始最好用糊状半流质食物，逐步进行喝汤、吃固体食物的训练。开始先由患儿进行手抓食物的训练，逐步训练用勺子、筷子等餐具进食。

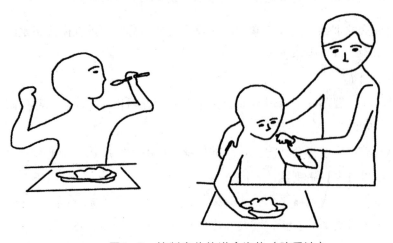

图8-8　控制患儿的进食姿势（陈秀洁）

①适合桌椅：根据年龄、身高选用适合的桌椅。

②进食姿势：控制患儿的进食姿势，若患儿使用非对称及过度伸展的姿势可导致进食困难。

具体见图8-8。

（二）餐具改造

根据患儿手的抓握能力，选择或制作适当的勺子。对手粗大、抓握能力较差的患儿，可选用较长较粗把柄的勺子；对于前臂主动运动受限的患儿，可选用旋转方向的勺子或弯把勺子；对于手抓握困难、能力较低的患儿，可选用万能袖带的勺子。见图8-9。

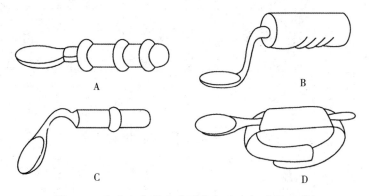

图8-9 脑瘫患儿进食改造的各种小勺（徐明成）

A.粗把柄勺；B.旋转勺；C.弯把勺；D.万能袖带勺

根据不同患儿双手配合、协调、控制能力，应选择合适的带有吸盘或带有防滑垫的盘子和碗，或者可以将盘子和碗固定在饭桌上，方便患儿进食。对于肌张力不稳定、协调控制能力差的患儿，可选用较大、较深的碗及边缘有挡板的盘子，以防患儿将食物拨弄到盘子外边。见图8-10。

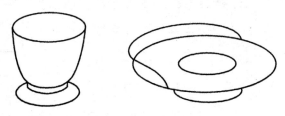

图8-10 脑瘫患儿进食的吸盘碗和挡板盘（徐明成）

三、正常小儿体格发育衡量标准

见表 8-1。

表 8-1 （一）九市城区 7 岁以下儿童体格发育测量值（$\bar{x} \pm s$）（2005）

正常小儿体格发育衡量标准

年龄组	男 体重 $\bar{x}$	s	身高 $\bar{x}$	s	坐高 $\bar{x}$	s	头围 $\bar{x}$	s	胸围 $\bar{x}$	s	女 体重 $\bar{x}$	s	身高 $\bar{x}$	s	坐高 $\bar{x}$	s	头围 $\bar{x}$	s	胸围 $\bar{x}$	s
出生	3.33	0.39	50.4	1.7	33.5	1.6	34.5	1.2	32.9	1.5	3.24	0.39	49.7	1.7	33.2	1.6	34.0	1.2	32.6	1.5
1月~	5.11	0.65	56.8	2.4	37.8	1.9	38.0	1.3	37.5	1.9	4.73	0.58	55.6	2.2	37.0	1.9	37.2	1.3	36.6	1.8
2月~	6.27	0.73	60.5	2.3	40.2	1.8	39.7	1.3	39.9	1.9	5.75	0.68	59.1	2.3	39.2	1.8	38.8	1.2	38.8	1.8
3月~	7.17	0.78	63.3	2.2	41.7	1.8	41.2	1.4	41.5	1.9	6.56	0.73	62.0	2.1	40.7	1.8	40.2	1.3	40.3	1.9
4月~	7.76	0.86	65.7	2.3	42.8	1.8	42.2	1.3	42.4	2.0	7.16	0.78	64.2	2.2	41.9	1.7	41.2	1.2	41.4	2.0
5月~	8.32	0.95	67.8	2.4	44.0	1.9	43.3	1.3	43.3	2.1	7.65	0.84	66.2	2.3	42.8	1.8	42.1	1.3	42.1	2.0
6月~	8.75	1.03	69.8	2.6	44.8	2.0	44.2	1.4	43.9	2.1	8.13	0.93	68.1	2.4	43.9	1.9	43.1	1.3	42.9	2.1
8月~	9.35	1.04	72.6	2.6	46.2	2.0	45.3	1.3	44.9	2.0	8.74	0.99	71.1	2.6	45.3	1.9	44.1	1.3	43.9	1.9
10月~	9.92	1.09	75.5	2.6	47.5	2.0	46.1	1.3	45.7	2.0	9.28	1.01	73.8	2.8	46.4	1.9	44.9	1.3	44.6	2.0
12月~	10.49	1.15	78.3	2.9	48.8	2.1	46.8	1.3	46.6	2.0	9.80	1.05	76.8	2.8	47.8	2.0	45.5	1.3	45.4	1.9
15月~	11.04	1.23	81.4	3.2	50.2	2.3	47.3	1.3	47.3	2.0	10.43	1.14	80.2	3.0	49.4	2.1	46.2	1.4	46.2	2.0
18月~	11.65	1.31	84.0	3.2	51.5	2.3	47.8	1.3	48.1	2.0	11.01	1.18	82.9	3.1	50.6	2.2	46.7	1.3	47.0	2.0
21月~	12.39	1.39	87.3	3.5	52.9	2.4	48.3	1.3	48.9	2.0	11.77	1.30	86.0	3.3	52.1	2.4	47.2	1.4	47.8	2.0
2.0岁~	13.19	1.48	91.2	3.8	54.7	2.5	48.7	1.4	49.6	2.1	12.60	1.48	89.9	3.8	54.0	2.5	47.6	1.4	48.5	2.1
2.5岁~	14.28	1.64	95.4	3.9	56.7	2.5	49.3	1.3	50.7	2.2	13.73	1.63	94.3	3.8	56.0	2.4	48.3	1.3	49.6	2.2
3.0岁~	15.31	1.75	98.9	3.8	57.8	2.3	49.8	1.3	51.5	2.3	14.80	1.69	97.6	3.8	56.8	2.3	48.8	1.3	50.5	2.2
3.5岁~	16.33	1.97	102.4	4.0	59.2	2.4	50.2	1.3	52.5	2.4	15.84	1.86	101.3	3.8	58.4	2.2	49.2	1.3	51.3	2.4
4.0岁~	17.37	2.03	106.0	4.1	60.7	2.3	50.5	1.3	53.4	2.5	16.84	2.02	104.9	4.1	59.9	2.3	49.5	1.3	52.1	2.4
4.5岁~	18.55	2.27	109.5	4.4	62.2	2.4	50.8	1.3	54.4	2.6	18.01	2.22	108.7	4.3	61.5	2.4	49.9	1.2	53.0	2.6
5.0岁~	19.90	2.61	113.1	4.4	63.7	2.4	51.1	1.3	55.5	2.8	18.93	2.45	111.7	4.4	62.7	2.4	50.1	1.3	53.7	2.8
5.5岁~	21.16	2.82	116.4	4.5	65.1	2.5	51.4	1.3	56.6	3.0	20.27	2.73	115.4	4.5	64.4	2.4	50.4	1.3	54.8	3.0
6.0~7.0岁	22.51	3.21	120.0	4.8	66.6	2.5	51.7	1.3	57.6	3.3	21.55	2.94	118.9	4.7	65.8	2.4	50.7	1.3	55.7	3.1

（二）九市郊区7岁以下儿童体格发育测量值（x̄±s）（2005）

年龄组	男 体重		身高		坐高		头围		胸围		女 体重		身高		坐高		头围		胸围	
	x̄	s	x̄	s	x̄	s	x̄	s	x̄	s	x̄	s	x̄	s	x̄	s	x̄	s	x̄	s
出生	3.32	0.40	50.4	1.8	33.5	1.7	34.3	1.3	32.8	1.5	3.19	0.39	49.8	1.7	33.0	1.7	33.7	1.3	32.4	1.6
1月~	5.12	0.73	56.6	2.5	37.7	1.9	38.0	1.4	37.4	2.0	4.79	0.61	55.6	2.2	36.9	1.8	37.2	1.2	36.6	1.8
2月~	6.29	0.75	60.5	2.4	40.1	1.8	39.8	1.3	39.8	2.0	5.75	0.72	59.0	2.4	38.9	1.9	38.8	1.3	38.7	1.9
3月~	7.08	0.82	63.0	2.3	41.5	1.9	41.1	1.4	41.3	2.1	6.51	0.76	61.7	2.2	40.5	1.8	40.1	1.2	40.2	2.0
4月~	7.63	0.89	65.0	2.3	42.5	1.9	42.2	1.3	42.2	2.1	7.08	0.83	63.6	2.3	41.5	1.8	41.2	1.3	41.1	2.0
5月~	8.15	0.93	67.0	2.2	43.5	1.8	43.2	1.2	42.9	2.1	7.54	0.91	65.5	2.4	42.5	1.9	42.1	1.3	41.8	2.1
6月~	8.57	1.01	69.2	2.5	44.6	1.9	44.2	1.3	43.7	2.1	7.98	0.94	67.6	2.5	43.5	1.8	43.1	1.3	42.6	2.1
8月~	9.18	1.07	72.1	2.6	45.9	1.8	45.2	1.3	44.5	2.1	8.54	1.05	70.5	2.7	44.9	1.9	44.0	1.3	43.5	2.2
10月~	9.65	1.10	74.7	2.8	47.2	2.1	46.0	1.3	45.3	2.1	9.00	1.04	73.2	2.7	46.1	1.9	44.7	1.3	44.2	2.0
12月~	10.11	1.15	77.5	2.8	48.4	2.1	46.4	1.3	46.2	2.0	9.44	1.12	75.8	2.9	47.3	2.1	45.2	1.3	44.9	2.0
15月~	10.59	1.20	80.2	3.1	49.7	2.1	46.9	1.3	46.9	2.1	9.97	1.13	78.9	3.1	48.8	2.1	45.8	1.3	45.8	2.0
18月~	11.21	1.25	82.8	3.2	51.0	2.2	47.5	1.2	47.8	2.0	10.63	1.20	81.7	3.3	50.2	2.2	46.4	1.3	46.7	2.2
21月~	11.82	1.36	85.8	3.4	52.5	2.2	47.9	1.3	48.3	2.1	11.21	1.27	84.4	3.3	51.5	2.3	46.8	1.3	47.3	2.1
2.0岁~	12.65	1.43	89.5	3.8	54.1	2.3	48.4	1.3	49.2	2.2	12.04	1.38	88.2	3.7	53.2	2.3	47.3	1.3	48.1	2.1
2.5岁~	13.81	1.60	93.7	3.8	55.9	2.3	49.0	1.3	50.3	2.3	13.18	1.52	92.5	3.7	55.0	2.3	47.9	1.3	49.1	2.2
3.0岁~	14.65	1.65	97.2	3.9	57.0	2.3	49.3	1.3	50.9	2.2	14.22	1.66	96.2	3.9	56.2	2.2	48.3	1.3	50.0	2.2
3.5岁~	15.51	1.77	100.5	4.0	58.4	2.2	49.7	1.35	1.7	2.3	15.09	1.82	99.5	4.2	57.6	2.3	48.8	1.3	50.7	2.3
4.0岁~	16.49	1.95	104.0	4.4	59.8	2.4	50.1	1.3	52.5	2.3	15.99	1.89	103.1	4.1	59.1	2.3	49.0	1.2	51.4	2.4
4.5岁~	17.46	2.17	107.4	4.3	61.3	2.4	50.3	1.3	53.4	2.5	16.84	2.07	106.2	4.5	60.4	2.4	49.4	1.3	52.1	2.4
5.0岁~	18.46	2.32	110.7	4.6	62.7	2.4	50.6	1.3	54.2	2.6	17.85	2.35	109.7	4.6	61.9	2.5	49.6	1.4	52.8	2.6
5.5岁~	19.58	2.72	113.6	4.7	63.9	2.6	50.9	1.4	55.0	2.8	18.83	2.49	112.7	4.7	63.2	2.5	49.9	1.3	53.6	2.7
6.0~7.0岁	20.79	2.89	117.4	5.0	65.5	2.6	51.1	1.4	56.0	2.9	20.11	2.87	116.5	5.0	64.7	2.6	50.1	1.4	54.5	3.0

注：中华儿科杂志，2007，45（8）：609.

四、常用食品及水果营养成分与中国儿童膳食营养素参考摄入量

见表 8-2 、表 8-3 、表 8-4 、表 8-5 、表 8-6 、表 8-7 。

表 8-2　常用食品及水果营养成分表（每 100g 中含量）

食物种类	食部（%）	水分（g）	蛋白质（g）	脂肪（g）	糖类（g）	热量（cal）	钙（mg）	磷（mg）	铁（mg）	胡萝卜素（mg）	硫胺素（mg）	核黄素（mg）	烟酸（mg）	抗坏血酸（mg）
米	100	13.0	8.2	1.8	75.5	351	10	221	2.4	0	0.22	0.06	1.8	0
面粉（标准粉）	100	12.0	9.9	1.8	74.5	354	38	268	4.2	0	0.46	0.06	2.5	0
麦片	100	7.9	14.0	7.0	68.0	391	69	392	3.8	0	0.60	0.14	1.0	0
小米	100	11.1	9.7	3.5	72.8	362	29	240	4.7	0.19	0.57	0.12	1.6	
高粱米	100	11.4	8.4	2.7	75.6	360	7	188	4.1		0.26	0.09	1.5	0
黄豆	100	10.2	36.3	18.4	25.3	412	367	571	11.0	0.40	0.79	0.25	2.1	0
红豆	100	9.0	21.7	0.8	60.7	337	76	386	4.5		0.43	0.16	2.1	0
绿豆	100	9.5	23.8	0.5	58.8	335	80	360	6.8	0.22	0.53	0.12	1.8	0
豆浆	100		5.2	2.5	3.7	58	57	88	1.7	0.05	0.12	0.04		0
蚕豆	100	13.0	28.2	0.8	48.6	314	71	340	7.0	0	0.39	0.27	2.6	0
豆腐	100	90.0	4.7	1.3	2.8	60	240	64	1.4		0.06	0.03	0.1	0
黄豆芽	100	77.0	11.5	2.0	7.1	92	68	102	1.8	0.03	0.17	0.11	0.8	4
绿豆芽	100	91.9	3.2	0.1	3.7	29	23	51	0.9	0.04	0.07	0.06	0.7	6
毛豆	42	69.8	13.6	5.7	7.1	134	100	219	6.4	0.28	0.33	0.16	1.7	25
四季豆	95	92.0	1.7	0.5	3.8	27	61	43	2.6	0.26		0.10	0.5	6
甘薯	87	67.1	1.8	0.2	29.5	127	18	20	0.4	1.31	0.12	0.04	0.5	30
马铃薯	88	79.9	2.3	0.1	16.6	77	11	64	1.2	0.01	0.10	0.03	0.4	16
芋头	85	78.8	2.2	0.1	17.5	80	19	51	0.6	0.02	0.06	0.03	0.07	4
胡萝卜	79	89.3	0.6	0.3	8.3	38	19	29	0.7	1.35	0.04	0.04	0.4	12
白萝卜	78	91.7	0.6	0	5.7	25	49	34	0.5	0.02	0.02	0.04	0.5	30
大白菜	89	96.0	0.9	0.1	1.7	11	45	29	0.6		0.01	0.04	0.5	46
油菜	100	95.2	1.2	0.2	1.6	13	181	40	7.0			0.04		
苋菜	46	92.2	1.8	0.3	3.3	23	200	46	4.8	1.87	0.04	0.13	0.3	38
菠菜	89	91.8	2.4	0.5	3.1	27	72	53	1.8	3.87	0.04	0.13	0.6	39

（续表）

食物种类	食部(%)	水分(g)	蛋白质(g)	脂肪(g)	糖类(g)	热量(cal)	钙(mg)	磷(mg)	铁(mg)	胡萝卜素(mg)	硫胺素(mg)	核黄素(mg)	烟酸(mg)	抗坏血酸(mg)
菜花	53	92.6	2.4	0.4	3.0	25	18	53	0.7	0.08	0.06	0.08	0.8	88
番茄	97	95.9	0.8	0.3	2.2	15	8	24	0.8	0.37	0.03	0.02	0.6	8
蜜橘	80	88.3	0.7	0.1	10.0	44	41	14	0.8					
苹果	81	84.6	0.4	0.5	13.0	58	11	9	0.3	0.08	0.01	0.01	0.1	微量
梨	76	83.6								0.01	0.02	0.01	0.2	3
香蕉	56	77.1	1.2	0.6	19.5	88	9	31	0.6	0.25	0.02	0.05	0.7	6
花生仁	99	8.0	26.2	39.2	22.1	546	67	378	1.9	0.04	1.07	0.11	9.5	0
猪肉	100	29.3	9.5	59.8	0.9	580	6	101	1.4		0.53	0.12	4.2	
牛肉	100	68.6	20.1	10.2	0	172	7	170	0.9	0	0.07	0.15	6.0	
羊肉	100	58.7	11.1	28.8	0.8	307				0	0.07	0.13	4.9	0
人乳	100	87.6	1.5	3.7	6.9	67	34	15	0.1	250	0.01		0.1	6
牛乳	100	87.0	3.3	4.0	5.0	69	120	93	0.2	140	0.04	0.13	0.2	1
羊乳	100	86.9	3.8	4.1	4.3	69	140	106	0.1	80	0.05	0.13	0.3	
马乳	100	90.6	2.1	1.1	5.8	42								
黄油	100	14.0	0.5	82.5	0	745	15	15	0.2	2700	0	0.01	0.1	0
猪油	100	1.0	0	99.0	0	891	0	0	0	0	0	0.01	0.1	0
淡奶糕	100		8.9	1.6	73.9	346	602	483	2.5		0.34	0.79	2.1	0
鸡肉	34	74.2	21.5	2.5	0.7	111	11	190	1.5		0.03	0.09	8.0	
鸭肉	24	74.6	16.5	7.5	0.5	136					0.07	0.15	4.7	
鸡蛋	85	71.0	14.7	11.6	1.6	170	55	210	2.7	1440	0.16	0.31	0.1	
鸡蛋黄	100	53.5	13.6	30.0	1.3	330	134	532	7.0	3500	0.27	0.35	微量	0
鸭蛋	87	70.0	8.7	9.8	10.3	164	71	210	3.2	1380	0.15	0.37	0.1	
小黄鱼	63	79.2	16.7	3.6		99	43	127	1.2		0.01	0.14	0.7	
带鱼	72	74.1	18.1	7.4		139	24	160	1.1		0.01	0.09	1.9	
鲤鱼	62	77.4	17.3	5.1	0	115	25	175	1.6	微量		0.10	3.1	
青虾			16.4	0.1	1.3	78	99		1.3		0.01			

注：左启华．儿科学．北京：人民卫生出版社，1994.

表 8-3　中国儿童膳食营养素参考摄入量能量和蛋白质的 RNIs 及脂肪供能比

年龄（岁）	能量*				蛋白质		脂肪占能量百分比/%
	RNI/MJ		RNI/kcal		RNI/g		
	男	女	男	女	男	女	
0 ～	0.4MJ/kg		95kcal/kg**		1.5 ～ 3g/(kg．d)		45 ～ 50
0.5 ～							35 ～ 40
1 ～	4.60	4.40	1100	1050	35	35	
2 ～	5.02	4.81	1200	1150	40	40	30 ～ 35
3 ～	5.64	5.43	1350	1300	45	45	
4 ～	6.06	5.83	1450	1400	50	50	
5 ～	6.70	6.27	1600	1500	55	55	
6 ～	7.10	6.67	1700	1600	55	55	
7 ～	7.53	7.10	1800	1700	60	60	25 ～ 30

　* 表示各年龄组的能量的 RNI 值与其 EAR 值相同。** 表示 AI 值，非母乳喂养应增加 20%。凡表中数字阙如之处表示未制定该参考值。

表 8-4　常量和微量元素的 RNIs 或 AIs

年龄岁	钙/（AI/mg）	磷/（AI/mg）	钾/（AI/mg）	钠/（AI/mg）	镁/（AI/mg）	铁/（AI/mg）	碘/（RNI/μg）	锌/（RNI/mg）	硒/（RNI/μg）	铜/（AI/mg）	氟/（AI/μg）	铬/（AI/μg）	锰/（AI/mg）	钼/（AI/μg）
0 ～	300	150	500	200	30	0.3	50	1.5	15（AI）	0.4	0.1	10		
0.5 ～	400	300	700	500	70	10	50	8.0	20（AI）	0.6	0.4	15		
1 ～	600	450	1000	650	100	12	50	9.0	20	0.8	0.6	20		15
4 ～	800	500	1500	900	150	12	90	12.0	25	1.0	0.8	30		20
7 ～	800	700	1500	1000	250	12	90	13.5	35	1.2	1.0	30		30

　凡表中数字阙如之处表示未制订该参考值。

表8-5　脂溶性和水溶性维生素的 RNIs 或 AIs

年龄/岁	维生素A/(RNI/μgRE)	维生素D/(RNI/μg)	维生素E/(AI/mg a-TE*)	维生素B1/(RNI/mg)	维生素B2/(RNI/mg)	维生素B6/(AI/mg)	维生素B12/(AI/μg)	维生素C/(RNI/mg)	泛酸/(AI/mg)	叶酸/(RNI/μgDFE)	烟酸/(RNI/mgNE)	胆碱/(AI/mg)	生物素/(AI/μg)
0~	400（AI）	10	3	0.2（AI）	0.4（AI）	0.1	0.4	40	1.7	65（AI）	2（AI）	100	5
0.5~	400（AI）	10	3	0.3（AI）	0.5（AI）	0.3	0.5	50	1.8	80（AI）	3（AI）	150	6
1~	500	10	4	0.6	0.6	0.5	0.9	60	2.0	150	6	200	8
4~	600	10	5	0.7	0.7	0.6	1.2	70	3.0	200	7	250	12
7~	700	10	7	0.9	1.0	0.7	1.2	80	4.0	200	9	300	16

表8-6　某些微量营养素的 ULs

年龄/岁	钙/mg	磷/mg	镁/mg	铁/mg	碘/μg	锌/mg	硒/μg	铜/mg	氟/mg	铬/μg	锰/mg	钼/μg	维生素A/μgRE	维生素D/μg	维生素B1/mg	维生素C/mg	叶酸/DFE*	烟酸/mgNE*	胆碱/mg
0~			10				55		0.4							400			600
0.5~			30	13			80		0.8							500			800
1~	2000	3000	200	30		23	120	1.5	1.2	200		80			50	600	300	10	1000
4~	2000	3000	300	30		23	180	2.0	1.6	300		110	2000	20	50	700	400	15	1500
7~	2000	3000	500	30	800	28	240	3.5	2.0	300		160	2000	20	50	800	400	20	2000

* 表示 NE 为烟酸当量。# 表示 DFE 为叶酸当量。60岁以上磷的 UL 为 3000mg。凡表中数字阙如之处表示未制订该参考值。

表8-7　蛋白质及某些微量营养素的 EARs

年龄/岁	蛋白质/(g/kg)	锌/mg	硒/μg	维生素A/μgRE*	维生素D/μg	维生素B1/mg	维生素B2/mg	维生素C/mg	叶酸/μgDFE
0~	2.25~1.25	1.5		375	8.8*				
0.5~	1.25~1.15	6.7		400	13.8*				
1~		7.4	17	300		0.4	0.5	13	320
4~		8.7	20			0.5	0.6	22	320
7~		9.7	26	700		0.5	0.8	39	320

* 表示 0~2.9岁南方 8.88μg，北方地区为 13.8μg。# 表示 RE 为视黄醇当量。凡表中数字阙如之处表示未制订该参考值。

注：陈均.营养与膳食.北京：科学出版社，2007.

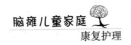

第二节　脑性瘫痪排泄功能训练

正常小儿 1 岁后逐渐开始用肢体、语言表示尿意，懂得使用便盆如厕的意思，2 岁左右通过家长示教如厕训练可以控制排尿意识，通过反复训练，4 岁左右可以独自如厕排尿排便了。脑瘫患儿伴有多功能障碍，需要家长长期引导、示范，反复长期训练，才能逐步掌握基本的排泄方法。尤其是重度脑瘫患儿，排便更加困难。本节将简要介绍脑瘫患儿排泄前的基本训练、排泄辅助用品应用、排泄训练与便器改造。

一、排泄前的基本训练

1. 理解如厕的意义　家长要在日常生活中，尤其是患儿有排尿、排便的情况时，通过肢体、手势、表情、语言等各种大小便示范，尽早让患儿理解如厕行为和如厕的意义。

2. 定期如厕　正常成人结肠蠕动产生便意，大多在早上 6～8 时，儿童尚在发育之中，大便可能多不规则。家长每天应根据家庭生活习惯，定时引导患儿大便，久而久之即可使患儿形成习惯。进食、饮水后要及时引导，训练患儿小便。

二、排泄辅助用品的选择

1. 尿布　脑瘫患儿在婴幼儿时期，尿布应选用吸水性强、不渗漏、舒适、质量较轻的棉制品，大小合体的尿布。尿布大小一定要以不影响患儿髋关节活动为宜。

2. 便盆

（1）在选用便盆和马桶时，首先要选用舒适、稳定、安全的产品，防止患儿如厕时摔伤。

（2）如厕环境应明亮，能让患儿感到温暖、可靠、安全。如果如厕环境黑暗、马桶抽水声大等，会给患儿造成害怕、冰冷、不确定的感觉。

（3）便盆应选择适合患儿使用，带有牢固的底部、较宽的马桶圈及有护背的儿童便盆，或使用插入式的马桶坐圈或脚凳，见图 8-11。若带有音乐播放，患儿可以在温馨快乐的环境下完成如厕。家长还应及时鼓励和奖励患儿完成如厕。

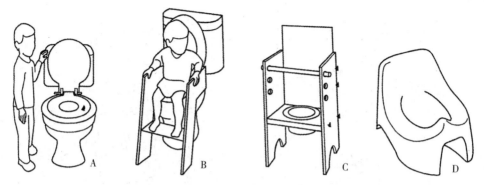

图8-11　脑瘫患儿使用的各类便盆（1）（陈秀洁）

A.插入式的马桶坐圈；B.带有足部支撑和扶手的凳子；

C.周边有支撑和安全栏的坐便椅；D.带有较宽底座和靠背的便器

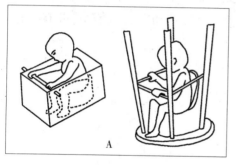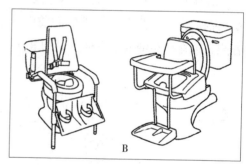

图8-11　脑瘫患儿使用的各类便盆（2）（陈秀洁）

A.简易便盆；B.特殊便盆

三、排泄训练与便器改造

1.排泄前准备

（1）患儿排泄前，家长应根据患儿年龄、障碍程度准备拐杖、步引器、轮椅等移动工具。

（2）排泄前着重训练患儿排泄时所需要的功能动作，如坐下、站起等立位平衡能力；有抓握、松开物体的能力；有抓物牵拉站立的能力；擦拭身体上污物的能力；穿脱衣裤的能力，见图 8-12。患儿家长要在日常生活中有意训练患儿掌握上述如厕的基本能力。

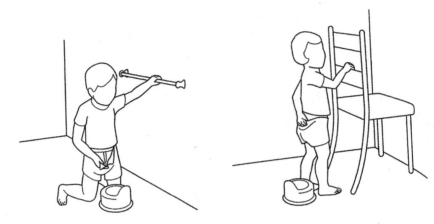

图8-12　脑瘫患儿如厕脱裤（裙）的姿势（Eva Bower）

2. 坐便器训练　在患儿不能自主使用便盆如厕前，家长可抱着患儿，自己坐在马桶后方，让患儿坐在他们的前面，给患儿以支持和安抚，直到患儿有信心、有能力独自坐在便盆上方便，见图 8-13。

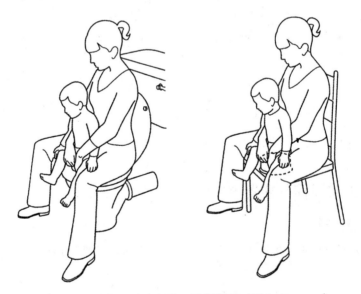

图8-13　脑瘫患儿坐便盆、马桶训练（Eva Bower）

3. 独自排泄训练　患儿通过长期如厕前训练及坐便盆能力训练后，逐渐将开展独自排泄能力的训练。首先家庭厕所小便器、马桶墙壁上，要安置适合患儿高度、能担负患儿体重的扶手或栏杆，防止患儿如厕时摔倒，见图 8-14。

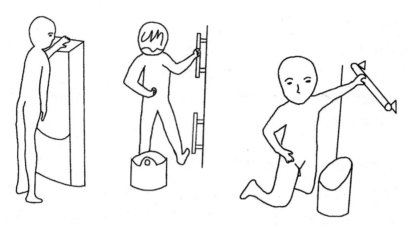

图8-14　脑瘫患儿自立排便方式训练（陈秀洁）

第三节　脑性瘫痪穿脱衣物训练

日常穿脱衣物对于脑瘫患儿来讲，涉及认知能力、上肢功能状况、身体平衡能力、手眼协调程度等问题。通过系统地穿脱衣物训练，可不同程度地改善或提高患儿穿脱衣物的能力。在对患儿进行训练前，首先应了解学习正常小儿穿脱衣物能力的发育过程，了解脑瘫患儿穿脱衣物的基本原则，才能正确掌握脑瘫患儿穿脱衣物的方法与技巧。

一、正常小儿穿脱衣物能力的发育过程

正常小儿12个月左右逐步配合父母穿脱衣物，如穿衣袖时主动伸手、穿鞋时可伸出脚等；18个月可以脱鞋袜、摘帽子；3岁时可以脱下所有衣物；4岁时可以大体自己穿衣服；5岁时可以做穿脱衣物的精细动作，如系纽扣、系鞋带、拉拉链、独自穿鞋，但分辨左右脚较困难，仍需要父母引导学习辨认。

二、脑瘫患儿穿脱衣物的基本原则

1. 自己动手原则　根据患儿年龄及认知能力，日常生活中尽量鼓励患儿做力所能及的穿脱衣物动作，家长不能因宠爱而代劳替患儿穿脱衣物，宠爱一时，却耽误了患儿自己学习更衣的能力。若患儿功能较差，父母在患儿力所能及的前提

下，可给予相应的协助。

2.对称体位原则 要选择不影响穿脱衣物的动作，不导致加重患儿肌肉痉挛的姿势与体位，更衣时要尽量保持患儿对称姿势。

3.患健优先原则 穿衣时患侧优先，脱衣时健侧优先。即穿衣时先穿功能差的肢体，再穿功能好的肢体。脱衣时相反。

三、脑瘫患儿穿脱衣物训练方法

根据患儿功能障碍、年龄不同，更衣训练通常分三个阶段进行。

1.认识阶段 患儿衣物选择，要易吸汗、不易皱，具有弹性、颜色单一。衣服的领、袖、扣等结构要清楚，方便患儿学习辨认。衣服的领口、裤子应宽大，松紧合适，便于患儿学习更衣。逐步教会患儿辨别衣裤的各部位结构名称。

2.模仿更衣阶段 在熟悉衣物各结构名称后，可让患儿反复使用套圈训练更衣动作，见图 8-15。

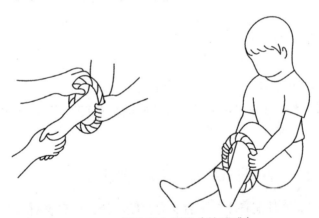

图8-15 模仿穿衣训练（徐明成）

3.实际更衣训练 根据患儿更衣能力，可选择仰卧位、背靠坐位、坐位、立位进行更衣训练。

（1）仰卧位更衣训练：适合于角弓反张、肢体伸展类患儿，见图 8-16。

（2）背靠坐位更衣训练：适合于不随意运动型患儿，该类患儿姿势较难控制，不能维持坐位平衡，通常设定一个固定点来控制全身不随意运动，方便更衣动作的进行，见图 8-17。

（3）坐位更衣训练：适合功能较好、可独自保持坐位的患儿进行更衣，见图 8-18。

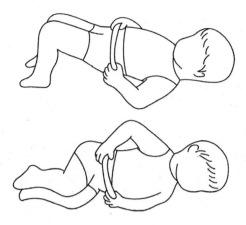

图8-16 仰卧位穿脱裤子训练（徐明成）

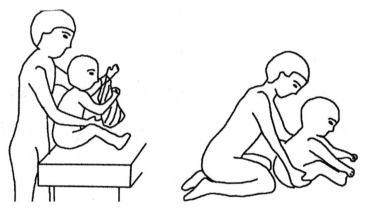

图8-17 背靠坐位更衣训练（陈秀洁）

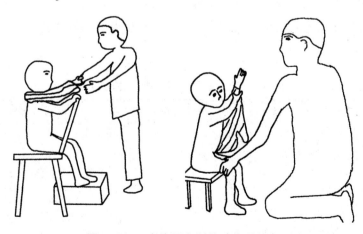

图8-18 坐位更衣训练（陈秀洁）

63

（4）立位更衣训练：适合能独自站立的患儿进行更衣训练，见图 8-19。

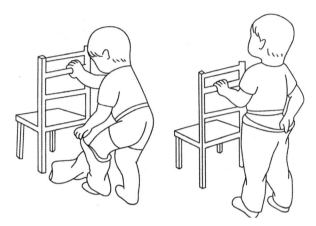

图8-19　立位更衣训练（徐明成）

第四节　脑性瘫痪睡眠姿势的控制训练

正常的睡眠能让儿童的体力、脑力得到充分的恢复与补充，身体的抵抗力、免疫力都可得到有力的提升。正常婴幼儿每天睡眠以夜间为主，根据不同月龄，日间也需补充一定的睡眠，才能满足正常婴幼儿的睡眠要求，平均睡眠时间见表8-8。5 岁以下的正常儿童睡眠仍还有程度不同的障碍，脑瘫患儿睡眠质量则更差，睡眠姿势的异常，常常会导致身体抵抗力、免疫力低下，并发多种疾病，常会引起脊柱关节变性而影响患儿的发育。本节将重点介绍脑瘫患儿睡眠姿势的控制训练和相关问题。

表 8-8　正常儿童 24 小时平均睡眠时间需求

月龄	夜间平均睡眠时间需求（小时）	日间平均睡眠时间需求（小时）（根据年龄一次或多次）
1	8.5	7
3	10	5
6	11	3.5
9	11	3
12	11.5	2.75
18	11.5	2.5
24	11.5	1.5

（续表）

月龄	夜间平均睡眠时间需求（小时）	日间平均睡眠时间需求（小时）（根据年龄一次或多次）
36	11	1
48	11.5	0
60	11	0

一、睡眠环境与睡眠用具的选择

（一）睡眠环境的选择

1. 患儿睡眠应选择较为安静的房间。

2. 房间内应通风，保证呼吸质量。

3. 房间内应布置明亮，墙壁涂成温暖的颜色，布置儿童喜爱的卡通图片，增加对患儿的吸引力。

（二）睡眠用具的选择

1. 床的选择　患儿使用的床尽量用适合相应年龄所用的坚固、宽大的床，周围应加护栏，保证患儿安全。床的高度应方便看护人员调整患儿的姿势，有条件者应购买可以带高低升降功能的床。

2. 床上用品的选择　床垫不能太软，否则影响患儿在床上变换睡姿。一般可以不给患儿枕枕头，必要时必须放得牢固，以免患儿活动时顶掉枕头。可选用颈部垫，这种垫使颈部伸展，可促进全身屈曲状态患儿的全身伸展，还可以矫正患儿平时头偏向一侧的异常睡姿。

3. 患儿用具摆放的选择　患儿常常不能保持头中位而将头转向一侧，长期保持这种姿势会导致脊柱乃至髋关节的变形及体位的非对称性。在设置患儿床的房间时，要考虑到患儿在卧位时头经常转向哪一侧，如果是经常转向右侧，则在摆放床的位置时，要考虑到对患儿的所有的刺激物，包括窗户、门、光源、电视、玩具等，应该放在患儿的左侧，这样可迫使患儿将头部转向左侧，抑制经常右转的倾向。久而久之可改善身体体位的不对称和头部呈固定的姿势。

二、睡眠姿势控制训练方法

脑瘫患儿常见以下几种异常的睡姿，见图8-20，久而久之会导致患儿脊柱

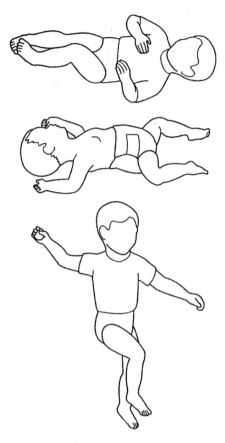

图8-20　脑瘫患儿常见的异常睡姿（Eva Bower）

关节畸形或发育异常。通常脑瘫患儿最佳的睡姿是侧卧位，这种体位对脑瘫患儿来说是较为困难的，在侧卧位上充分屈曲则更困难，不同类型的患儿应采取不同的睡姿控制方法。平时应多观察患儿睡姿，设法纠正不利的一面，强化有利的一面。

1. 侧卧位睡眠姿势的训练　侧卧位睡姿适合肌张力高的脑瘫患儿，这种睡姿不仅有利于痉挛的肌张力得到改善，也利于患儿肢体动作的对称，见图8-21。侧卧位可用泡沫材料制成的滚筒、枕头来纠正固定患儿的睡姿。

2. 俯卧位睡眠姿势的训练　俯卧位睡姿适合于屈曲性痉挛的脑瘫患儿，在其胸前部可放置一低枕头，使其双臂向前伸出，当患儿头能抬起或转动时，可撤去枕头，让患儿呈俯卧位姿势睡眠，见图8-22。

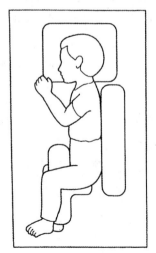
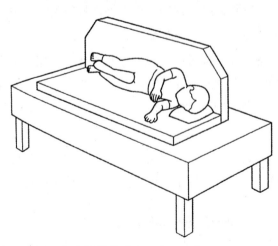

图8-21　脑瘫患儿侧卧位睡姿训练（Eva Bower）

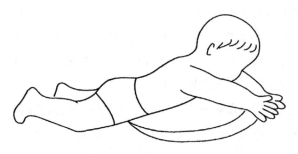

图8-22　脑瘫患儿俯卧位睡姿训练（徐明成）

3. 仰卧位睡眠姿势的训练　仰卧位睡姿适合身体和肢体以伸展为主的脑瘫患儿，也适合姿势肌紧张亢进的患儿。这类患儿常呈现角弓反张及头部、躯干的非对称性姿势，可选用吊床仰卧位来纠正训练患儿角弓反张姿势，见图 8-23。

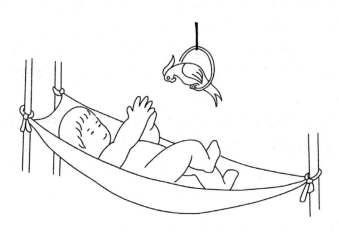

图8-23　脑瘫患儿仰卧位吊床睡姿训练（徐明成）

第五节　脑性瘫痪言语训练

语言训练也称言语治疗（speech therapy，ST），前者包括手势语、体态语、表情语等统称语言，后者仅指有声语言。言语训练是一种实用性很强的康复治疗方法，是对言语障碍的患者进行与其目标相适应的检测、评价，为其提供各种必要的指导和训练，使患者最大可能地恢复交流功能，而重返社会。

言语训练的主要措施是对言语障碍患者进行言语功能训练；对听力性言语障

碍的患者，在助听器听力补偿下，或听力重建手术后，进行听觉言语功能训练；对构音障碍者主要是改善构音器官的功能，促进语言恢复；而对失语症者则以促进语言理解能力的训练为主。在上述各疾病的言语治疗中，对于补偿交流手段（如手势、计算器系统）、语言心理学的应用也较为经常。

脑瘫患儿言语障碍的致病原因：一是由于非进行性脑损伤所导致的言语运动控制性构音障碍；二是脑瘫患儿认知发育迟缓导致的言语障碍；三是脑瘫并发听觉、视觉障碍造成言语交流性障碍等。本节将重点从脑瘫言语障碍的成因和言语训练两方面进行介绍。

一、言语障碍的常见原因

言语障碍是小儿脑瘫最常见的并发症之一，其发生率为38%，言语障碍的程度与表现不同。常见原因、表现归纳为以下几方面。

1. 构音障碍　脑瘫患儿由于进行性脑损伤引起口唇、舌、下颌关节、软腭、鼻咽、口咽、喉咽腔等构音器官运动控制障碍，导致言语呼吸调节发音困难而产生构音障碍。

2. 认知发育迟缓性言语障碍　脑瘫患儿智力障碍约占52%，认知交流能力低下，导致对语言的理解、表达、交流障碍，常常还伴有多动、情绪不稳、注意力不集中、自闭症、语言交流欲低下等，阻碍了语言的发育。加之肢体运动障碍使患儿与外界接触范围小，语言环境受限，导致了语言获得性困难，表现为语言发育迟缓。

3. 听觉、视觉性言语障碍　脑瘫患儿常伴有不同程度的听觉和视觉障碍。听觉障碍表现为感音神经性聋，多由听神经受损引起，可导致言语输入过程受阻，进而影响到言语输出困难，临床上表现为高频听力损害、听觉功能障碍。

脑瘫患儿50%～60%伴有视觉障碍，常见为斜视、眼球震颤、视神经萎缩、白内障等，视觉障碍不同程度地影响患儿通过视觉而获得对语言理解、学习、认知的能力，阻碍了语言的发育与形成。若视觉障碍又伴有认知能力低下、听觉障碍，对语言发育影响将会更加严重。

二、构音障碍训练

构音障碍治疗是让患儿进行反复的松弛、呼吸、发音等训练，并利用替代性言语交流、假体代偿等使患儿逐渐提高交流能力。对于不同类型、程度的构音障碍的患儿，可以选择有针对性的训练方法。

（一）轻、中度构音障碍的训练

该类患儿主要是因为部分构音器官运动受限，导致言语不清，言语训练以发音、构音器官功能训练为主。

1. 呼吸训练　改善呼气的气流量和对气流的控制，保持一定呼气压，并持续一定的时间（男 15s，女 10s）。

（1）呼吸运动训练：平稳地进行鼻吸气，停顿 3s，然后嘴呼气，逐渐将呼气时间延长至 10s。呼气时发"s"或"f"等摩擦音，逐步一口气发 2～3 音，然后摩擦音和元音可以一起发。

（2）深呼吸训练：①上肢上举深吸气、放下时深呼气，可协调呼吸动作；②吹蜡烛、吹气球或吹气泡（玻璃杯内装 1/3 水，水内插入一软管，请患儿深吸气后对着软管另一端吹，观察气泡的高度），根据患儿病情和兴趣选择。

2. 发音训练　改善声带和软腭等的运动，并训练呼气与声带运动的有机结合，以达自然发音目的。

（1）发音启动训练：①深吸气，呼气时发"h"音的口型，有声再发"a"音，或发"s"的口形，再发"a"音等，发音建立后，嘱患儿大声叹气，可促进发音；②用爆破音来辅助发音启动，如发"ba、bu"等。

（2）持续发音训练：患者掌握发音要领后，可训练持续发音。一口气尽量长时间发元音，达 15～20s。逐步提高到一口气发 2～3 个元音。

（3）音量控制训练：①数数字 1～20 个或背诵周一到周日，音量由小到大、由大到小或一大一小交替改变，鼓励用最大音量、放松深呼吸进行训练；②"m"或"n"与"a、i、u"等元音一起发声，逐步延长发元音时间。

（4）音高控制训练：患者常表现为语调单一、过高或过低或音高异常。为扩大音高范围，可将元音或辅音加元音连续起来，进行唱音阶训练。如不能完整唱一个八度的音阶，则可重点练习低、中、高三个不同的音高，逐步再扩大音高范围。若已掌握音高控制，可进行疑问句、感叹句等语调训练。

（5）鼻音控制训练：深吸气、鼓腮，持续数秒呼出；将不同直径的麦秆置于口中吹气，提高唇的肌力；训练发"b、p"等双唇音及"f、s、x"等摩擦音；

训练发 "fa、sa、ba、g、a、ma、pai" 等拼音可加强软腭、腭咽肌的肌力，有助于纠正鼻音过重。

3. 松弛训练　松弛训练可降低构音肌群的紧张性及躯体的肌张力，为语言性呼吸及发音奠定基础。

（1）下肢松弛训练：依次进行足趾屈松、踝关节旋转、坐位双脚下踏放松、膝关节屈伸及髋关节运动训练。

（2）腹、胸及背部松弛训练：行平稳的腹式深呼吸训练，吸气时要注重背肌、胸肌及膈肌的紧张，呼气时要体验上述肌群的彻底放松感。

（3）上肢松弛训练：依次行握拳伸掌，双臂向前伸直，举至水平后复位训练。

（4）肩、颈及头部松弛训练：①耸肩放松；②头向下垂，再平稳后仰，先顺时针、后逆时针向两侧旋转；③皱额放松；④紧闭上下唇颌，舌用力顶住腭弓，唇、颌放松，舌复位；⑤下颌向两侧平稳移动，再上下左右旋转，复位；⑥用力皱脸、放松。

上述每项训练动作需保持 3s，然后放松，重复 10 次。训练内容不必严格遵循顺序，根据患儿的情况，可侧重某一部分训练。

4. 发音器官的运动训练　唇、颌、舌、腭正常协调的发音动作，肌肉收缩的力量、时间，运动的范围、速度、方向，对形成准确的口语至关重要。下列训练交替进行，可促进发音器官整体协调运动。

（1）唇运动训练：①双唇前突，嘴角尽量后伸。不能配合者，可用冰块或毛刷沿嘴角滑动或刷拂刺激，出现主动收缩动作后，治疗师对收缩肌群施加反向阻力，刺激笑肌，促使患者微笑；②压舌板置入口内，令患者双唇紧闭，夹住压舌板，治疗师向外拉压舌板，以此训练唇部肌力。

（2）舌运动训练：可参照本节听觉言语障碍训练中的舌运动训练。

（3）软腭抬高训练：①用力叹气；②反复发短 "a" 音；③反复发爆破音 "d、t" 与开元音 "pa、da"，以及摩擦音与闭元音 "si、shu"，还有鼻音与元音 "ma、ni" 等。

5. 韵律训练　目的是改善说话的速度、抑扬顿挫、重音等韵律，使言语更自然、更清晰。强调关键词停顿、关键词重读，保持正常的间歇。练习各种语调的词句，如命令句、疑问句、感叹句及表示不同感情的语句。如 "<u>我</u>在看书" "我<u>在</u>看书" "我在<u>看书</u>"。

6.**视觉言语训练**　即利用视觉辨认，结合图文进行言语训练。

（二）重度构音障碍的训练

此类是指由于严重的构音器官肌肉麻痹，导致其运动功能障碍，发音、发声困难。言语治疗除了应用发音、构音器官的功能训练外，还需利用交流辅助系统进行言语治疗。

1.**替代性言语交流法**　对于重度构音障碍的患者，其言语运动功能严重受损，言语可理解度明显降低，即使进行言语康复训练，也很难用言语进行交流。可选择建立替代性言语交流的方式进行训练。言语替代用具，国内常用的有图画板、字母板、词板、句子板等；国外除上述用具外，还有手提式打字机、微机组成的辅助交流系统，对严重言语交流障碍发挥着一定作用。

图画板有多幅日常生活活动的画面，主要适合文化程度较低和失去阅读能力者。字母板、词板、句子板上标有常用字母、词和句子，有些句子板还在适当的地方留有空位，可让患儿根据需要增加书写交流信息。词板、句子板适合文化程度高及有运动能力的患儿。对于较复杂的句子和问题，可让患儿用打字机或微机组成的辅助交流系统与他人进行交流。

2.**假体代偿法**　假体代偿法是利用机械或电子技术来补偿言语功能某些方面的缺陷。

（1）腭咽抬高器：可用于腭咽闭合不全。

（2）延迟听觉反馈器：主要用于控制过快的说话速率。

（3）呼吸假体：腹带、呼吸板，可用于增加说话时的呼吸力量。

（4）微音放大系统：可代偿或提高说话时的响度。

假体代偿通过训练只能补充或取代某一言语组成部分的功能。恢复言语交流能力，则需要配合系统的言语康复训练。

三、听觉言语障碍训练

患儿听觉言语康复训练，是在早期借助适宜的助听器所获得的最佳听力补偿下，充分利用患儿的残余听觉、视觉、触觉、体位觉等多种综合功能，通过科学的言语、听觉、智力能力训练，使患儿达到能听会说的目的。常用训练方法如下。

（一）助听器选配

随着电子工业和电声学的飞速发展，新型多功能助听放大设备不断问世。如何科学有效地选配适合患儿听力损失特点的助听器，充分发挥残余听力，最大限度补偿听力，是患儿康复措施的首要环节。

1. 助听器的选配原则

（1）双耳平均听力损失＞30dB，病情稳定；各类耳聋，有佩戴助听器愿望者，可考虑选配。

（2）外耳道成形或中耳成形术后，听力恢复不佳，双耳听力损失接近者，可考虑选配。

（3）双耳全聋，或一耳全聋而另一耳听力正常者，耳聋病情未稳定者，耳部有急性炎症者，均不适合佩戴助听器。

（4）双侧耳聋听力损失相近或相差20dB（HL）以内者，原则上应双耳选配助听器，其效果优于单耳。立体声效应好，有利于声源定位；可消除头影效应，防止因单耳听力所造成的头影影响，增强声增益及言语清晰度，提高对选择性言语的分辨力；静噪效应好，环境噪声较大时，可降低噪声，提高选择性听取能力及言语识别力；整合效应好，由于双耳效应，可增加听声响声，改善心理声学效果。

若只选配一台助听器，可左右耳交替使用。

（5）双耳平均听力损失差距＞20dB（HL），助听器应配在听力较好的一耳或听力曲线较平坦的一耳。

（6）双耳平均听力损失＞60dB（HL），若一耳听力较好，应佩戴在好耳。

（7）双耳平均听力损失≤60dB（HL），若一耳听力较好，应佩戴在差耳。

2. 助听器的选配方法

（1）粗略选配法

①半增益定律选配法：先行纯音测听，用其250～4000Hz的每个倍频程听力损失的1/2值，选择助听器对应频率的增益值。

②行为选配法：选择《实用语言治疗学》（1995）一书主频标定的儿童打击乐（表8-9），电子琴或语音等测试用具，将各音响主频的声压级控制在Pierceand Divid所测得的正常人长时间平均会话声谱（average speech spectrum,

简称 SS 线）（图 8-24，图 8-25）范围内，在聋儿游戏中分频测试。若达不到 SS 线范围内，可调整助听器功能装置；仍达不到，应调换大功率助听器。该法适合不合作的患儿。

表 8-9　上海儿童打击乐器主频与声压级参考值

	乐器名称	主频（Hz）	声压级（dB）		
			10cm	50cm	100cm
低频	手鼓	250～500	105	95	85
中频	木鱼	800～1000	95	85	75
	蛙鸣筒	1500	95	90	85
	双音响筒	2000	100	90	87
高频	哨子	3000	110	105	100
	响板	3500	90	85	80
	铜锣	4000	100	90	85
	三角铁	6000	95	90	80
	碰钟	8000	90	80	75

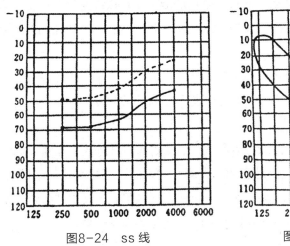

图8-24　ss 线

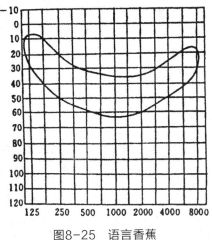

图8-25　语言香蕉

（2）介入增益测配法

①测试设备：国内常用 Madzen IGO-HAT1500 型、Fonix6500 型、FonixFP40 型等介入增益助听器选配系统；本底噪声 ≤ 40dB（A）的测听室。

②测试方法：a. 根据纯音测听图及初选的助听器，在选配仪器内存系统中选

择一套助听器效果选配计算公式。b.将患者听力图输入选配系统，该系统计算机将自动按已选定的助听器效果选配计算公式，计算出助听器理想选配标准曲线。c.患儿坐在规定位置，输入啭音，声强 60～70dB，置入探管量裸耳外耳道共振峰后，戴助听器及耳模再进行介入增益测试。

（二）听力训练

听力训练又称听觉能力训练，是在早期听力学措施干预下，充分开发和利用患儿的残余听力，通过科学的听觉能力训练，培养建立和发展其感知、识别、分析、记忆、理解和运用声音的能力。患儿听力训练分为声音刺激训练、辨音训练和听说交往训练三大类。

1. 声音刺激训练　声音刺激训练是在患儿佩戴助听器的情况下，用来开发和唤起其废用已久的残余听力。初训时通常首选日常生活常闻、简单直观性强的声音作声源。根据患儿听力损失的特点、听力补偿的程度，选择相应声音刺激的频率和强度。如某患儿听力损失以高频为主，可选择以高频音为主与低、中频音交替进行训练，声音强度以患儿有听觉反应适中为度，才能有的放矢地进行患儿听觉的唤起，培养患儿对声音察觉、注意、定向的能力。在训练过程中，应结合患儿心理特点、兴趣，把单调的声音刺激训练融于自然的听、说、看相结合的游戏活动中进行。

2. 辨音训练　辨音训练是患儿听力训练的高层次训练，主要训练患儿听觉识别、听觉识记忆、听觉选择的综合听觉分析能力，对形成和发展患儿的听觉语言能力起着积极的作用。

辨音训练从训练方式上分为录音辨音训练、语音辨音训练及情景辨音训练。

3. 听说交往训练　听说交往是患儿听力康复的目的。根据患儿的不同情况，选择听录音、看录像、讲故事、做游戏等不同针对性的形式，反复训练纠正患儿的听觉反馈能力和发音能力，侧重观察患儿依靠听觉的理解能力。

（三）言语训练

患儿大多数是在言语形成的关键时期发生了听力损害，因而语言的形成和发育出现了障碍。在这一关键时期，及时进行科学的、系统的听觉言语训练，是促进患儿全面发展的有效途径。

1. 发音技能训练

（1）言语呼吸训练：呼吸气流的强弱、声带振动的频率、构音器官的协同配合与发出语声大小、清晰流利程度密切相关。故患儿应先进行言语呼吸训练。

①深呼吸训练：如吸闻鲜花、吹蜡烛、吹气球、吹嗽叭、吹口哨等项目。

②呼吸体操训练

第一节，深呼吸运动：令患儿面对体操镜站立，两臂缓慢向上，同时深吸气，两臂缓慢向下，深呼气，两拍节一个动作，呼气时发"fu"的音。

第二节，扩胸运动：体位同前。两臂弯曲，平举至胸前，然后将两臂平行向后伸展。每拍一个动作，连续做8个动作，同时发8个音"g、k、j、q、zh、ch、z、c"。

（2）舌运动训练：患儿舌构音运动得不到锻炼，灵活度降低，则发音说话时舌不能随心所欲地运用自如。

①舌运动操：舌运动操分为四节，每节发一个音，舌运动与发音相结合，使舌上、下、左、右全方位得到锻炼。在做操时，可选用口哨、鼓点、音乐指挥患儿训练。同时每节运动可设计拍手、摇头等动作，以增加趣味性，培养节奏感。

第一节，伸舌运动：舌向口外缓慢伸出，同时发"ai"，舌外伸越长越好，然后迅速收回。

第二节，卷舌运动：舌尖抵至上犬齿龈，沿着硬腭向后卷，同时发"r"，卷得越后越好，然后缓慢复位。

第三节，顶腮运动：舌尖用力顶左腮区，同时发"eng"，腮部顶得越高越好。复位，再用同法顶右腮。

第四节，咬舌运动：用上下齿轻轻咬舌面，边咬边向外伸，而后边咬缩回口内，同时咬一下舌，发一声"da"。

②舌发音动作训练：舌发音时要先慢后快，有力有节，清晰响亮，干净利落，口腔活动度要大，使舌整体均能得到训练。可连续组合发下列音：

ta、ta、ta……la、la、la……

ga、ga、ga……za、za、za……

da、da、da……zha、zha、zha……

ca、ca、ca……cha、cha、cha……

（3）口部运动训练：该训练旨在训练患儿口唇、下颌的协调动作，锻炼口轮匝肌及其有关肌群，为能准确无误地发音创造条件。

①口部运动操：口部运动操分两节，结合发音进行训练。做操时可选用口令、口哨、音乐指挥聋儿训练。

第一节，张口运动：面部放松，嘴巴尽量张开，舌自然放平，同时发"a"的音。一拍一次运动。

第二节，双唇运动：面部放松，上下齿轻轻咬合暴露，发"i"，然后双唇闭合，向前用力突出，发"u"。两拍一套运动。

②双唇发音训练操：目的是在口部运动操的基础上，更进一步训练口唇、下颌的发音运动。在音乐的指挥下可单音连续训练，也可组合发音训练：

ba、po、mo、wa、a、o、i、u

（4）语音训练：语音是发音、构音器官生理活动的结果，患儿语言障碍，首先应从语言训练着手。

①音素训练：音素训练是患儿语音训练的基础，分为元音训练和辅音训练。

②拼音训练：拼音训练应依据患儿的不同条件灵活掌握，可利用各种拼音图表、拼音积木、示范游戏等方法来训练，使患儿正确掌握拼音知识。

2. 词语训练

（1）言语刺激：经常反复给予大量的语言刺激，多方位引导患儿去看、去听、去触摸、去感受理解每个词、每句话的含义。

（2）全面交往：全面交往训练要根据患儿的基本情况，有目的选择开展体育、游戏、计算、绘画、手工、音乐、舞蹈等训练项目，启迪患儿智慧，培养患儿观察、思考及语言理解力，提高其交往技能。

（3）词汇积累：采用全面交往的手段，利用游戏中自然训练的方法，逐渐积累词汇。

（4）建立概念：明确的概念能将事物加以概括归类，便于记忆和运用。如动物类、交通工具、人体部位名称等。

3. 句子训练　系统的句子、语法训练，是培养患儿表达语言的重要内容。通过做游戏，简单的事物使患儿能自然地进行句子、语法训练。如"我要苹果""爸爸的汽车"等。

4. 儿歌、故事及看图说话训练　通过儿歌可纠正发音、积累词汇、训练节奏。故事训练可提高患儿的想象力、记忆力及理解力。看图说话训练则可提高患儿分析力、概括力和连贯综合口语表达能力。

（四）智力训练

通过智力训练，使患儿获取更多的知识，培养患儿创造性想象和思维能力。智力训练不要孤立地进行，要在听力、语言训练的同时有意地启迪患儿的智慧，培养发展患儿的智力。

可通过形式多样的活动，如游戏、舞蹈活动，种花、养小动物，观察人与自然的变化规律，自然常识试验，绘画、制作小手工，看图讲故事，参加日常生活和社会交往等活动，提高患儿的社会适应能力，促进其体、智、德、美全面发展。

第六节　脑性瘫痪运动训练

运动障碍是脑瘫患儿的主要症状，也是影响患儿生长发育的重要因素。Kent Rm 报道，在所有脑瘫治疗方法中，运动疗法最为有效。脑瘫患儿的运动训练方法应遵循一定的神经发育规律，如何制订合理科学的康复治疗计划，是保证小儿脑瘫顺利进行康复训练的重要措施。

小儿脑瘫治疗的八项基本原则：一是早期诊断，早期治疗；二是按正常运动发育规律进行训练；三是促进和抑制训练并用；四是保持姿势正确与对称；五是加强和调节身体的平衡能力；六是训练与游戏相结合；七是综合治疗，持之以恒；八是家庭训练和医生指导相结合。

小儿脑瘫运动训练应参考相应的训练方法，方能取得满意的效果。本节将重点介绍头颈部、翻身、四肢、独坐、爬行、站立、行走及日常姿势等八个方面的功能训练。

一、头颈部康复训练

俯卧位抬头是小儿发育过程中出现的第一个具有里程碑意义的动作。儿童做各种姿势运动时，都是以头颈部直立为先行，头颈部控制不好的患儿是难以完成其他动作训练的。

（一）头颈部控制能力发育的必要条件

1. 脊柱的对称性伸展　运动发育迟缓的患儿由于原始反射的残留，常有头颈部后仰或偏向一侧，以及腰背部肌力、肌张力分布不均匀，致使头颈部居中不对称，脊柱伸展和回旋受限，无法完成仰卧位抬头。

2. 体轴回旋　脑瘫患儿常常头颈部控制能力差，从而使得体轴回旋受限，不能完成翻身，腰背部的肌力不能得到充分的锻炼。

3. 上肢的支撑与保护性伸展　发育正常的儿童，当身体失去平衡时会自发地出现上肢的保护性伸展，而脑瘫患儿由于异常的姿势及肌力低下，不能完成对自身的保护及支撑，故而影响发育。

4. 仰卧、俯卧与坐位平衡反应的建立　仰卧、俯卧姿势的建立是小儿克服地心引力、抗重力伸展的过程，仰卧、俯卧与坐位平衡反应的建立，可以抑制异常姿势反射及异常运动模式，从而会出现上肢保护性伸展反射。

5. 从仰卧位到坐位再到四爬位的姿势变换　可以促进脊柱的对称性伸展，从而抑制角弓反射模式、抑制异常姿势反射，促进腰背部肌张力、肌力正常。

6. 拥抱反射消失　只有异常姿势反射的消失，才能促进正常的生长发育。

（二）训练方法

1. 颈部拉长训练　头颈部控制能力的发育是所有运动发育的基础。对于紧张性迷路反射阳性的患儿，要用双手托住患儿头颈部两侧，使患儿颈部拉伸。当用双手上托患儿头部的同时，用双臂顶住患儿双肩，这样可使患儿头部异常姿势得到合理纠正。

2. 抬头训练　有些患儿因肌张力低下，在竖直位时，头部无法保持在中线位。操作者可用双手分别握住患儿双肩部，两拇指压在患儿胸前，稍用力使肩部旋前、肩胛带拉伸，帮助患儿抬头进行训练。

3. 抬头、直腰、挺胸训练　有些以屈曲为主的痉挛性患儿，治疗师可用双手握住患儿两上臂外侧，然后将患儿双臂上提并拉向身前，同时将患儿双臂旋外，使肘关节屈面向上，这种操作手法可以使患儿抬头、直腰、挺胸。见图8-26。

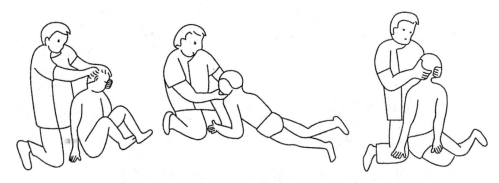

图8-26　头部关键点的控制训练（倪朝民）

二、翻身康复训练

正常小孩翻身顺序主要有两种：①由头部开始，首先回旋头部，随之肩胛带，继而骨盆回旋，即头部→肩胛带→骨盆的顺序。②与①相反，从骨盆开始，即骨盆→肩胛带→头部的顺序。

如果小儿翻身的模式为骨盆→头→肩胛带的顺序，或固定用身体反向回旋的方式翻身，为异常的翻身模式。

（一）翻身运动发育的必要条件

1. 翻身运动的完成需获得肘、手的支撑，还需要手眼协调能力的建立。

2. 能够在仰卧位上（肘支撑或手支撑条件下）进行身体的左右移动，例如，能用一侧肘或手支撑而抬起另一侧上肢。

3. 出现颈矫正反应、身体矫正反应、两栖类反应。

4. 获得躯干（体轴）回旋的能力，腰背部的肌力、肌张力正常，能完成翻身动作。

5. 能够有目的地玩耍，有翻身移动的目的与欲望，如用翻身的方式移动身体去取远处玩具等。

（二）训练方法

无论体位是仰卧位还是俯卧位，翻身的第一个动作是向上抬头、抬肩，接着在肩部和髋部间的躯干旋转直至翻身结束，旋转动作消失。被动训练的目的是使

79

患儿逐渐掌握躯干调节，学会正确的翻身动作，抑制异常的运动模式。见图8-27。

三、四肢康复训练

（一）四肢康复训练的重要性

无论是上肢还是下肢的许多功能，都需要四肢的参与。如向某一方向伸手、在空间中控制上肢的运动、操作某些物品的精细动作等，都需要肩胛带和躯干的姿势稳定性，还需要头颈部、肩胛带和上肢之间运动的分离。下肢则参与了跪位及直立和行走的全过程。所以，四肢功能的康复训练就尤为重要。

（二）训练方法

1.上肢训练 上肢可将手臂抬高，伸直向外转，并将拳头张开。若肘部弯曲很厉害，可以利用手臂伸直，用手将患儿的手掌平放，腕部向上屈，使手活动，并将腕、肘、手一起伸直。见图8-28。

2.下肢训练 下肢呈僵直并夹紧时，最好的活动方法是屈曲膝关节，使双腿外展，自然慢慢分开。两腿夹紧时可将髋关节屈曲，并旋转活动髋关节即可放松。患儿的脚呈尖足状，足趾像鹰爪般勾起来，活动时先将下肢往外旋，足背屈，然后将足趾拉直。见图8-29。

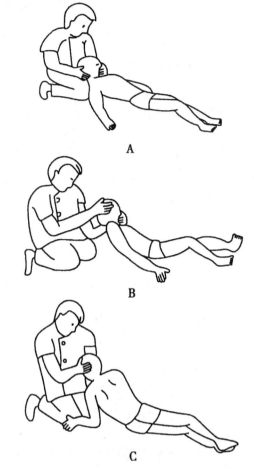

A

B

C

图8-27 从仰卧位至俯卧位的翻身训练（倪朝民

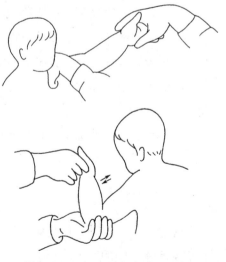

图8-28 上肢训练（徐明成）

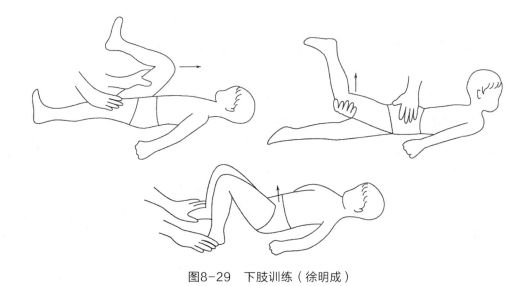

图8-29　下肢训练（徐明成）

四、独坐康复训练

坐位是臀部着床（或椅等），从骨盆部开始向上的身体垂直于地面的姿势。脑瘫患儿获得坐位的最终目标是无须上肢支撑、脊柱垂直伸展于稳定坐位。正常小儿7～8个月可以独坐，不会独坐是指坐位发育停滞在扶腰坐以前的阶段，或出现跪坐、坐位后倾等异常姿势。

（一）坐位控制能力发育的必要条件

1. 控制头部的能力发育成熟，头颈部直立位的建立是坐位控制能力的基础。

2. 在俯卧位上，上肢有支撑性，从肘支撑到手支撑，双上肢有较好的负重能力，双上肢跪位伸展支撑消失，抑制上肢异常姿势。

3. 脊柱伸展至第3腰椎（相当于正常小儿6～7个月的脊柱发育水平）。

4. 髋关节能充分屈曲，并与躯干出现分离动作，腰骶部肌群肌力正常。

5. 躯干（体轴）具有回旋能力，即肩与骨盆间的扭转能力得以发育，双髋关节的活动度良好。

6. 躯干的矫正反应与平衡反应建立。

7. 上肢保护伸展反应出现。

8. 具有姿势转换的能力，即从卧位向坐位转换，从坐位向四点支持位转换，从四爬位独自进行体轴回旋。

通常具备 1～4 项条件，即可获得比较实用的坐位能力。

（二）训练方法

独坐训练是促通躯干直立及平衡反射的发育，为站立打基础。坐位平衡训练方法较多，见图 8-30。

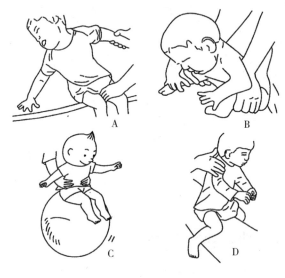

图8-30　坐位训练（倪朝民）
A. 单臂支撑训练；B. 坐前训练；
C. 坐位平衡训练；D. 坐位及脊柱伸展训练

1. 痉挛型脑瘫患儿，先将患儿的两腿分开，上身前倾，并用手将下肢压制，鼓励患儿向前弯腰。

2. 不随意运动型患儿，将两脚并拢弯曲，并用手提肩膀，向前内方旋转让患儿自己用双手撑在两旁支持自己。

3. 肌张力低下型患儿，由训练师抱住患儿，用双手在患儿的腰椎部位往下压，并且用大拇指压在脊椎两旁给予固定力，可促进头及身躯的伸直。

五、爬行康复训练

四点支撑位及爬行移动是小儿将身体从床上抬起、抗重力的重要阶段，需要发育中更高级的条件。爬行不仅可促进全身动作的协调发展，为直立行走打下基础，而且可以使小儿较早地面对世界，增加空间的搜寻，主动接受和认识事物，促进婴幼儿认知能力的发展。

（一）爬行能力发育的必需条件

1. 头部控制能力的发育成熟。

2. 脊柱从颈椎伸展至腰椎、骶椎，躯干的稳定性，尤其是腹肌的发育成熟，才能保证躯干的稳定。

3.骨盆克服地心引力，即抗重力上举；下肢具有支撑性，高度发育的平衡能力。尤其是髋关节负重能力及控制能力，是完成四爬位平衡的保障。

4.上肢支撑位发育成熟，获得用手掌支撑体重的能力。

5.四点支撑位平衡发育成熟，获得用手掌支撑体重的能力，提高患儿的上下肢负重能力，完成三点支撑。

6.有移动的动机和目的。

（二）训练方法

在患儿掌握用上肢有效负重的基础上，可促使患儿做静止的手膝跪姿及重心移动的训练。爬行前，治疗师跪于患儿身后，用双手握住患儿的双踝处，当患儿向前伸出左手时，就将患儿的右脚向前推；相反，当患儿向前伸出右手时，就将患儿的左脚向前推。爬行训练方法很多，见图8-31。

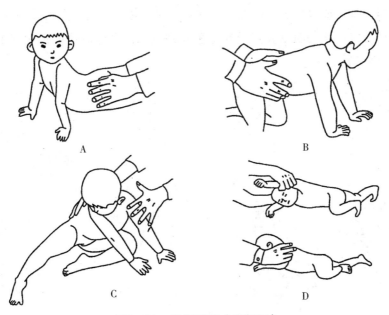

图8-31 爬行训练（倪朝民）

A.手支撑训练；B.四爬位训练；C.姿势控制能力训练；D.下肢交互运动训练

六、站立康复训练

当小儿最终站立起来时，双下肢及足部已经获得了支持体重所需要的必要姿势稳定性和充分的运动性。脑瘫患儿有各种各样的站立姿势，所有异常的站立姿势都会影响立位平衡的发育，所以，完成正确的站立姿势是为正确行走打基础，也是完成髋关节、膝关节及踝关节良好控制能力的基础。

（一）站立发育的必要条件

1.从四点支撑位或膝立位上抓物站起时，上肢能上举过肩。

2.髋关节具有一定程度的伸展能力。

3.骨盆周围的稳定性与上下肢的支撑性，特别是膝关节的易活动性，在站立中需要膝关节协调的细小动作。

4.足底感觉发育成熟，下肢能负重，身体能垂直位站立。

（二）操作方法

站起来时，必须注意保持患儿的两侧大腿分开和外旋，并用手顶住膝关节，使重心往前倾，均匀落地，然后扶着患儿站起来，也可以让患儿扶着东西站起来，见图8-32。

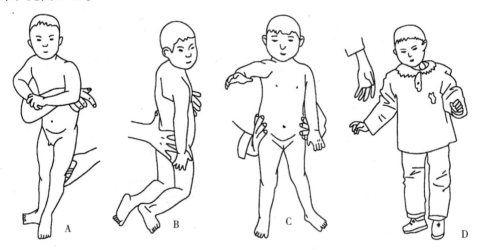

图8-32　站立训练（倪朝民）

A.纠正正确立位；B.跪位平衡训练；C.立位平衡促通训练；D.独站训练

七、步行康复训练

直立行走是人类抗重力伸展姿势达到的最高阶段。正常婴幼儿1岁左右开始独立行走，这时婴幼儿能控制自己的部分动作，能够到处走动，也有了一定的独立性和自主性。能否独立行走、步态是否正确是小儿脑瘫家长最关心的问题。

（一）步行发育的必需条件

1.身体正常的直立发育成熟，小儿可以放松地、自然地站立。

2.立位平衡的发育成熟，体重可在两下肢间移动，可单腿站立。

3.四爬运动完成良好。

4.骨盆的对称性，左右两侧的分离运动出现。

（二）训练方法

步行训练的方法很多，可以控制手部，控制骨盆处，使用步行器、矫正鞋、拐杖、平衡棒等进行步行训练，见图8-33。

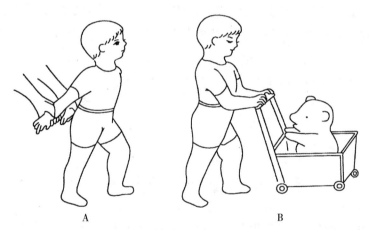

图8-33　步行训练（倪朝民）

A.控制步行训练；B.辅助器下辅助步行训练

八、日常姿势康复训练

正确的姿势训练对运动障碍的脑瘫患儿来说，是运动训练中非常重要的内容之一。在日常训练中，患儿一天接受的治疗时间并不会太多，但却要花很多的时间摆放体位，纠正异常姿势。为此，一个患儿若平时注重正确的姿势，对其动作的发展及取得良好治疗效果会有很大的帮助。

1. 保持正确的坐位姿势　正常小儿 6～7 个月便不需要家长的搀扶，可独坐了。但脑瘫患儿因腰背部和髋部的控制能力差，往往不能独坐，将患儿放在地上处于坐姿时，患儿的大腿与身体所成的角度会超过 90°，所以患儿的重心就明显落在了臀部的后方，患儿会向后倾倒。为了使患儿有较稳固的支持，家长可以将患儿放置坐在自己的大腿之间，并用耻骨和小腹部顶住患儿的腰背部，使患儿的髋部屈曲呈 90°，同时还可以减轻脊柱的后凸问题。

2. 保持正确的跪位姿势　在运动康复中，髋部控制是一个极其重要的关键问题。患儿要能正确地站立、行走，就必须要有良好的髋部伸展和髋部控制。正确的跪位姿势可以训练患儿的髋部伸展和控制。家长一般帮助患儿双膝并拢，大腿和小腿呈直角，髋关节充分伸展，躯干与大腿呈一直线。开始时，患儿自己不能主动伸展髋部时，家长可以用手帮助扶持。经过一段时间后，可以逐渐撤去家长的扶持，让患儿自己跪在桌前玩耍。

3. 保持正确的站立姿势　正确的站立姿势是正常行走的基础。脑瘫患儿由于肌张力的异常和异常模式的存在，功能发育落后，易造成"内八字"或两腿交叉的异常模式，致使其无法正确站立。因此，站立时一定要保持髋部伸展，必要时家长可扶持患儿腰部、髋关节，帮助其进行髋部伸展，经过一段时间训练后，可以逐渐撤去家长的帮助。

第七节　脑性瘫痪物理疗法

物理治疗学是应用自然界及人工制造的各种物理因子作用于人体，并通过直接神经反射和体液调节等作用途径以治疗、康复和预防疾病的一门学科。物理疗法在小儿脑瘫治疗中使用广泛，常用的有电疗、水疗及传导热疗法，另外还有音频、激光、微波、超短波、电磁、红外线等疗法。这里主要介绍电疗、水疗和传导热疗法。

一、电疗

功能性电刺激疗法、直流电疗法、神经肌肉电刺激疗法、高频和超高频电疗法都属于电疗法。

（一）直流电及离子导入疗法

直流电是将药物离子经皮肤、黏膜或伤口导入体内进行治疗的方法。直流电作用于人体，引起体内带电离子、水分子和胶体微粒的转移，从而产生电解、电泳和电渗的现象。

1. 作用原理　直流电及离子导入是将药物离子放在极性与该离子的极性相同的直流电电极下，利用同性相斥、异性相吸的原理，使离子产生定向移动，通过皮肤的汗腺、皮脂腺开口和毛囊将离子导入人体内，从而产生治疗效果。

2. 治疗方法　采用直流电疗机，薄铅片导电橡胶电极，将滤纸或纱布浸药后置于衬垫，将衬垫放置于病变或相应部位。电流强度以衬垫面积 $0.03 \sim 0.1 \mathrm{mA/cm}^2$ 计，治疗 $20 \sim 25 \mathrm{min}$，每日 1 次，$10 \sim 15$ 次为 1 个疗程。

3. 适应证　脑瘫患儿马蹄内翻足，"爪形手"畸形、足下垂畸形等平衡功能障碍的患儿。

4. 禁忌证　对直流电过敏及各种心力衰竭、出血倾向，各种湿疹患儿；皮肤感觉障碍患儿要避免灼伤。

（二）低频脉冲电疗法

低频电疗法是采用频率在 1000Hz 以下的各种脉冲电流治疗疾病的方法。目前，功能性电刺激疗法、经皮神经电刺激疗法、痉挛肌电刺激疗法及超刺激疗法都属于低频脉冲电疗法。

1. 作用原理　各种低频脉冲电疗的治疗作用：①兴奋正常神经、肌肉。低频电刺激可使生物膜去极化，从而引起神经、肌肉的兴奋。感应电流的频率在 $50 \sim 100 \mathrm{Hz}$，能使肌肉发生强制收缩，收缩的力量比单收缩大 4 倍，可加强对肌肉的锻炼，可用于失用性肌萎缩。②防止粘连，促进肢体血液、淋巴循环。感应点刺激可激发肌肉的活性，增加组织之间的活动，可使轻度的粘连松解。③改善血液和淋巴的循环。④小量感应电刺激，还可降低神经兴奋性，产生镇痛效果。

2. 治疗方法　可选用感应电疗机、直流感应电疗机，电极种类有片状电极、手柄电极、碾式电极。常用方法有三种。①固定法：两个等大的电极置于治疗部位两侧或对置，做电极操作时要把一个电极置于神经肌肉运动点上。②滚动法：用碾式电极置于治疗区、运动点、穴位上缓慢滚动，非作用极用大片状电极置于相应部位。③断续法：用手柄电机在患处或运动点上断续予以电刺激。

3. 适应证　①肌力低下；②小脑功能损伤，多数患儿出现平衡功能失调和功能障碍，导致步态异常。③肌张力高，多呈现尖足或剪刀步态。④言语障碍、流涎、吞咽困难。

4. 禁忌证　患有先天性心脏病的患儿，皮肤溃疡、破损、感染、脓血症的患儿，发热、咳喘的患儿，各种骨折，脑外伤出血，颅内感染等患儿，禁用低频电疗法。

（三）中频脉冲电疗法

中频电疗法是采用频率在 1000 ～ 5000Hz（常用 2000Hz）的等幅中频正弦电流治疗疾病的方法。由于频率也在声波范围内，故也称音频电流疗法。

1. 作用原理　对术后和烧伤瘢痕有明显的镇痛、止痒、消炎消肿的作用，还具有软化瘢痕、松解粘连、促进毛发生长、改善局部血液循环等作用。

2. 治疗方法　采用等幅中频电疗机，电极用铅板、铜片和导电硅橡胶电极，衬垫用生理盐水或热水浸湿，保持适宜温度，然后将电极板装入衬垫内，放置于患者的治疗部位进行治疗，一般为 20 ～ 30min，每日 1 次，10 ～ 15 次为 1 个疗程。

3. 适应证　适用于脑瘫患儿的肌痉挛，患有坐骨神经痛、周围神经损伤等神经系统疾病的患儿。

4. 禁忌证　有出血倾向者，患有肿瘤、先天性心脏病、活动性肺结核的患儿等，禁用中频电疗法。

（四）高频电疗法

高频电疗法是采用频率在 100kHz 以上交流电进行治疗的方法。临床上常用的有长波、中波、超短波、微波，都属于高频电疗法。虽说这些治疗方法都是高频电疗法，但其生理作用和治疗作用则不尽相同，各具特色，又相互补充。

1. 作用原理　高频电疗法主要作用包括：①改善血液循环，主要是温热能扩张血管和加强血液循环的作用。②适度温热还可以扩张毛细血管，使血流加快，组织供氧和营养改善，渗出减少，促进致炎物质排出，从而具有消炎镇痛作用。③高频电疗法还可以降低肌张力。

2.治疗方法 治疗方法及应用剂量需要根据病情来确定。一般规律是急性病小剂量，慢性病大剂量。

3.适应证 适合肌张力高、痉挛型脑瘫患儿。

4.禁忌证 有出血倾向，患有先天性心脏病、活动性结核的患儿，慎用高频电疗法。

二、水疗

水疗是利用水的物理特性作用于患儿，以达到治疗目的的一种治疗方法。小儿脑瘫利用水的温度、化学及机械刺激来缓解痉挛，改善血液循环，改善关节活动度，纠正步态。水疗最好在 PT、OT、ST 训练前进行，这样既可以提高 PT、OT、ST 的训练效果，也可以防止患儿过度劳累。

1.作用原理 水疗可以刺激脑瘫患儿的局部皮肤，改善循环，增强机体抵抗力；可以降低肌张力，改善关节活动度，进而改善患儿的运动功能；水疗能使心脏的搏动加快，增加心肌的收缩力，改善血液循环；为了抗水压，要增强呼吸功能，增大胸廓运动力度，可强化呼吸器官功能；水疗还可刺激大脑，引起抑制过程，降低神经系统兴奋性，具有良好的镇痛作用。

2.治疗方法 水池的大小视患者的人数而定，水温多为 37～41℃，将患儿通过斜坡或升降机放入水中，根据患儿功能障碍部位和程度选择适当的器械和训练方法，在水中运动锻炼。每次治疗 30～60min，或视患儿具体情况而定，每日 1 次，10～12 次为 1 个疗程。

3.适应证 骨及软组织损伤后遗症、骨关节炎、失用性和不完全性失神经所致肌肉萎缩、痉挛性脑瘫、强直性脊柱炎、中枢及周围神经损伤引起的运动功能障碍、特殊部位的肌力训练等。

4.禁忌证 皮肤外伤、传染性皮肤病、较严重的呼吸和心血管系统疾病、身体极度虚弱、二便失禁、出血倾向、活动性肺结核、肝炎等传染性疾病，禁用水疗法。

三、传导热疗法

将加热后的介质作用于人体表面，使热传导到患病部位的治疗方法称为传导热疗法。可用作传导热疗法介质的材料有水、酒、盐、蜡、中药等。临床常用的石蜡疗法就是传导热疗法，下面主要介绍石蜡疗法。

1. 作用原理　石蜡温度可达 55 ～ 60℃，但放置于体表并不会觉得烫，且冷却时间慢，是人体能够耐受的温度。石蜡的热容量大，从加热后到冷却时能释放大量热能，因其没有对流，散热过程慢，具有较强、较持久的温热作用，因而具有良好的消炎、镇痛作用。石蜡还具有良好的可塑性和黏滞性，可与皮肤紧密接触，产生轻柔的机械压迫作用。在扭挫伤初期，石蜡疗法可阻止组织内血液及淋巴液的渗出，减轻组织水肿，促进渗出物吸收。蜡疗后血管扩张充血，血流加速，局部新陈代谢旺盛，营养状况改善，因而蜡疗还具有促进组织修复愈合的作用。

2. 治疗方法　临床上，石蜡疗法有刷蜡法、浸蜡法、蜡饼法和蜡带法，常用蜡饼法。将已熔化的石蜡液体导入铺有胶布的容器中，厚 2cm 左右，待表层石蜡冷却凝结后，连同胶布一起取出，放在治疗部位上，再用棉被或毛毯包好保温。石蜡疗法每次 30 ～ 40min，每日 1 次，20 ～ 30 次为 1 个疗程。

3. 适应证　脑瘫患儿出现肌肉、肌腱和关节的扭挫伤、肌肉痉挛；脑瘫术后皮肤组织粘连、瘢痕强直、软组织和各种关节痛病症。

4. 禁忌证　脑瘫患儿伴有开放性伤口、恶性肿瘤、活动性肺结核、循环障碍等疾病，脑瘫患儿有严重皮肤病，脑瘫伴高热、极度虚弱、出血倾向等全身性疾病，慎用传导热疗法。

临床上还有磁疗法、冷冻疗法、光疗法、超声疗法等物理疗法，这些疗法的作用各有不同，在临床应用中相辅相成，可配合使用。

第八节　脑性瘫痪传统康复治疗

传统康复治疗技术历史悠久，远在两千多年前，《黄帝内经》就有关于瘫痪、五迟、五软、五硬等病症的康复治疗记载。此后，中国传统康复治疗技术不断发展，目前已广泛应用于现代康复实践中，并不断发展、壮大。脑瘫康复治疗临床主要应用针刺疗法和推拿疗法。

一、针刺疗法

针刺疗法是以经络学说等中医理论为指导原则，运用针刺方法对人体一定的穴位进行刺激，从而达到预防与治疗疾病的一种方法，是中华民族医学的重要组成部分。

（一）体针疗法

1. 取穴方法　取穴是针刺疗法的核心，将直接关系到治疗效果。取穴原则主要包括四个方面。

（1）循经取穴：根据经络的循行、穴位的分布及其治疗性能而选取相应的穴位。主要包括本经取穴和表里经取穴。①本经取穴：根据病变所在的脏腑、经络取本经的腧穴。②表里经取穴：选取与病症有关的表里经脉的腧穴。

（2）局部取穴：是在病痛的局部或邻近部位取穴。每个腧穴都能治疗所在局部和邻近部位的病症，当某一部位发生病变时，就可在局部或邻近部位选取穴位进行治疗。

（3）对症取穴：根据具体的病因机制及临床表现，选用相关穴位进行治疗，达到疏通经络、调节肢体运动功能的目的。

2. 操作要求　在针刺临床实践中，无论如何取穴、无论何种方法，针刺操作都必须产生一定的"得气"感才能有效。针刺的疗效和刺激量是密不可分的。

3. 针刺方法及疗程

（1）针刺大多采用 0.35mm×25mm 毫针，多用直刺，每针均要求得气，留针 30min，每间隔 15～20min 运针 1 次，每日 1 次，20～30 次为 1 个疗程。

（2）针刺手法是根据患儿证型，按"虚则补之，实则泻之"的原则施以手法。

4. 脑瘫患儿常用针刺穴位

（1）主穴

①躯干主穴：大椎、肝俞、肾俞、脾俞、关元、气海、天枢。

②上肢主穴：合谷、小海、曲池、外关、臂臑、肩髃、后溪。

③下肢主穴：委中、环跳、足三里、三阴交、阳陵泉、阴陵泉、解溪、承扶、髀关。

（2）配穴

①智力障碍：通里。

②言语障碍：通里、廉泉、金津、玉液。

③面瘫：下关、颊车、地仓、四白。

④腰膝酸软：腰阳关。

⑤耳鸣、耳聋：听宫、听会。

（二）头针疗法

脑为髓海，头为诸阳之会，督脉为阳脉之海，与脑和脏腑都有密切关系。在脑瘫治疗中，头针疗法可以改善脑部的血液循环，促进脑细胞的代谢，使脑瘫患儿的肢体功能得以改善，同时还可提高患儿的智力，促进其语言及听力的发育。

目前，临床常用的头针疗法有靳三针疗法和焦氏头针。取穴后选用毫针，针体与头皮成 15°～30° 快速进针，刺入帽状腱膜下，以 200 次 /min 的频率快速捻转 1～3min，一般留针 30min，每日 1 次，20～30 次为 1 个疗程。

（三）其他针刺疗法

临床上常用的还有耳针、腕踝针、水针、足针等，也各有其取穴方法和原则，脑瘫患儿可以根据需求酌情选用。李恩耀等报道，用维生素 B$_1$、维生素 B$_{12}$ 等行头部水针、穴位注射治疗，可有效改善脑瘫患儿的脑部血流动力学状况，促进患儿的智力发育。

二、推拿疗法

推拿疗法是中国特有的康复疗法，属于中医外治疗法，历史悠久，以其显著的效果为人类做出了巨大贡献。推拿疗法具有容易掌握、操作简单、不受场地限制、安全、经济等优点。治疗时需掌握推拿疗法的基本作用：调整脏腑、疏通经络、行气活血、调筋整复。

（一）治疗原则

小儿脑瘫推拿的治疗方法很多，手法操作时，应遵循轻→重→轻的原则；一般顺序是先上后下、先左后右、先头面后躯干、先上肢后下肢、先胸腹部后腰背部。

（二）注意事项

手法刺激要轻重适度，以不引起任何疼痛为度，使小儿易于接受，无恐惧心理；空腹、过饱、过饥、剧烈运动后不宜治疗，一般以进餐 30min 后进行治疗为宜；患儿发热，不宜推拿；治疗时，患儿体位要安置适当、舒适；每次推拿治疗时间以 20～30min 为宜，一般 10 次为 1 个疗程，中间休息 2～3 日。

（三）治疗常规手法

1. 患儿取坐位，按、揉、点头枕部风池、哑门、天柱、脑户、百会等穴位；并刺激皮质运动区、感觉区、语言区在脑部的体表投射区。

2. 患儿取仰卧位，以按、揉、捏等手法治疗四肢。重点在上肢肩井、天井、曲池、小海等穴位及上臂前肌群，下肢环跳、委中、承山、三阴交、足三里等穴位。

3. 患儿取俯卧，施擦法于背部的督脉、两侧膀胱经、双侧下肢，从上到下，重点为大椎穴、至阳穴、命门穴、膀胱经诸脏腑穴。

（四）禁忌证

小儿脑瘫伴有急性传染病、烧伤及严重冻伤、恶性肿瘤、出血倾向、心力衰竭、极度虚弱、皮肤破溃、骨结核或其他结核活动期、精神分裂症等，不宜使用推拿疗法。

第九节　脑性瘫痪游戏训练

在人类生长发育过程中，运动、平衡、协调能力、视觉、听觉、语言、认知、情感等功能，婴幼儿主要是通过游戏学习获得的。游戏在小儿生长发育过程中有着非常重要的作用。

脑瘫儿童由于肢体运动、语言、视觉、听觉、认知等多功能障碍，学习能力、记忆能力、模仿能力低下，单纯康复训练不能引起患儿兴趣。而游戏是小儿的天性，通过家长长期、大量、反复的引导帮助，脑瘫患儿在游戏中进行康复训练，既可以学习获得日常生活活动能力，又可提高患儿的兴趣与积极性，还可从中获得更多的快乐，对提高患儿功能康复有着极其重要的意义。

脑瘫患儿在游戏中是否能提高功能康复效果，重点是家长要根据自己孩子的功能状况，进行选择性、针对性的持之以恒的游戏训练，才能有的放矢，收到效果。本节将简要介绍正常儿童游戏能力的发育过程，以及脑瘫患儿游戏障碍的原

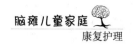

因，重点介绍游戏训练方法。

一、正常儿童游戏能力的发育过程

正常小儿从听到、看到、接触到和品尝到事物开始学习世界万物，一旦有自我意识，孩子就会以父母为中心开始学习了解有关事物。小儿游戏的能力随着小儿生长发育过程不断增强和丰富，通常将小儿游戏发育能力分为三个阶段。

1. 初级游戏阶段（感觉—运动阶段）——0～2岁。

2. 象征性游戏阶段——2～7岁。

3. 成熟性游戏阶段——7～11岁。

脑瘫患儿家长在进行游戏训练前，根据自己患儿的年龄、障碍程度，参考正常儿童游戏能力发育的不同阶段，引导患儿训练相应级别的游戏，才能有效提高康复效果。

二、脑瘫患儿游戏障碍的原因

1. 认知障碍 患儿由于脑损伤，中枢神经的发育滞后，感觉、智力、情绪等认知功能障碍，游戏能力发育低下。尤其是正中位指向、脑中自身身体像、空间定位方向等均发育障碍，是影响小儿游戏能力的主要因素。

2. 运动姿势障碍 运动障碍是小儿脑瘫的主要症状之一，不同脑瘫的类型，异常姿势与运动障碍表现程度不同，患儿的平衡、协调、组织能力低下，加之不随意运动的发生、肌肉痉挛，导致患儿对游戏动作学习与模仿能力困难。

3. 感知觉障碍 脑瘫患儿均伴有不同程度的语言、听觉、视知觉发育障碍，缺乏用感知觉在游戏训练中学习操作玩具的能力，进而通过视觉来学习模仿他人的活动也发生困难，从而影响了患儿在游戏各阶段的发育进程。

三、游戏训练方法

（一）婴幼儿脑瘫患儿游戏方法

1. 触摸学习 患儿取仰卧位、坐位、侧卧位等不同体位，通过用患儿手触摸和反复用语言说自己身体的不同部位名称、功能来促进患儿的学习认知能力，见图8-34。

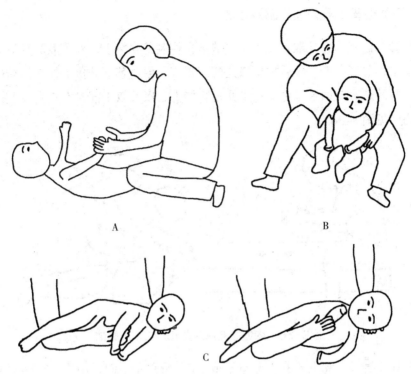

图8-34 脑瘫患儿触摸游戏方法（陈秀洁）

A.仰卧位；B.坐位；C.侧卧位

2.玩具学习 让患儿半躺在父母的膝上或俯卧在父母腿上，利用各种颜色鲜艳的图片、带有声音和发光的玩具来训练患儿抓取图片、玩具的能力，父母同时可反复说出图片或玩具的名字来引导患儿学习模仿言语的能力，见图 8-35。

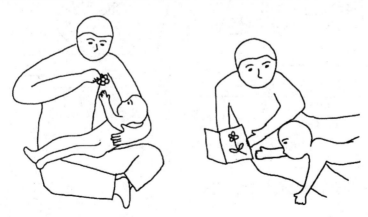

图8-35 脑瘫患儿玩具游戏方法（陈秀洁）

（二）痉挛型双瘫患儿游戏方法

1. 滚球游戏 患儿取正位坐位姿势坐在特制的木箱上，双下肢尽量下垂，使身体稳定，父母在患儿身后扶持患儿两侧臀部，促进其下肢负荷体重，与患儿面对面进行圆球滚动训练，可促进患儿视物能力，以及双手同时在正中线上做运动的能力，见图8-36。

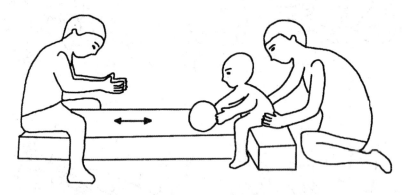

图8-36 脑瘫患儿滚球游戏方法（陈秀洁）

2. 积木游戏 患儿坐在三张桌子或"U"形桌子中间，用积木在桌面上摆放成桥形，让患儿将小坦克、小汽车等玩具从桥上或桥孔中通过，并伴语言解说进行游戏。可训练患儿躯干、骨盆的稳定性及双上肢灵活精细的运动。对空间定位关系、正中线上交叉运动也有促进发育的作用，见图8-37。

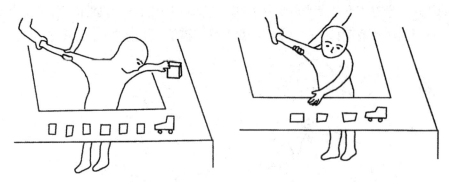

图8-37 脑瘫患儿积木游戏方法（陈秀洁）

（三）痉挛型偏瘫患儿游戏方法

1. 拍手游戏 患儿与父母面对面坐在床上，保持躯干对称姿势，与患儿双手握持、注视，父母唱儿歌、喊节奏，通过拍手游戏来训练患儿健侧与患侧肢体的协调运动，见图8-38。

2. 玩橡皮泥游戏 患儿取坐位，父母在患儿身后扶持，保证患儿躯体呈对称姿势，防止患儿患侧、肩胛骨后退。在桌上让患儿双手握一木棒，去擀压橡皮泥，或擀压做出各种形状的橡皮泥。训练患儿患侧肢体分离运动，防止肌肉紧张度增强，见图8-39。

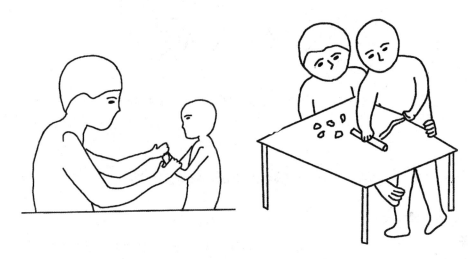

图8-38 脑瘫患儿拍手游戏方法（陈秀洁） 图8-39 脑瘫患儿玩橡皮泥游戏方法（陈秀洁）

（四）不随意运动型患儿游戏方法

1. 俯卧位游戏 让患儿俯卧在特制的三角垫上，两上肢支撑在床面或木箱上，上面摆放图片、玩具等，供儿读认图片、玩具。该游戏可抑制非对称姿势，促进头部、颈部肌肉收缩，增强头颈力量，见图 8-40。

2. 坐抱位游戏 重症患儿可坐在父母腿上，保持躯体正确姿势，父母与患儿做各种套环、玩玩具等游戏。该游戏可促进患儿头部控制及腕关节背屈功能，见图 8-41。

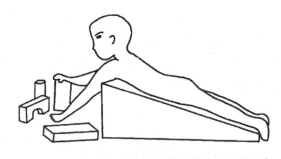

图8-40 脑瘫患儿俯卧位游戏方法（陈秀洁）

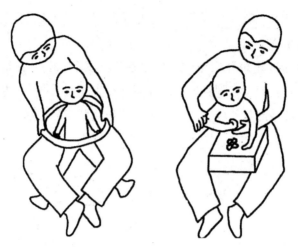

图8-41　脑瘫患儿坐抱位游戏方法（陈秀洁）

第十节　脑性瘫痪手术疗法

运动发育落后和运动功能障碍是造成小儿脑瘫残疾的主要原因，也是脑瘫外科治疗的主要任务。痉挛型小儿脑瘫占脑瘫人群的3/4，解除痉挛是脑瘫外科治疗的首要任务。肌张力异常增高并产生有害的肢体痉挛，影响肢体运动、生活自理和康复训练。解除痉挛后可使肌张力放松，肢体僵硬缓解，有利于康复训练和功能改善。此外，能够行走的学龄期脑瘫患儿常伴有进行性加重的关节挛缩、肌力不平衡引起的畸形，以及肢体旋转畸形，一般需要手术治疗。外科手术虽解决了康复训练不能达到的目的，但后期康复训练对于改善肌力和防止畸形复发十分重要。痉挛与畸形的纠正，以及不随意运动型的改善，为康复训练创造了有利的条件，而康复训练是巩固术后疗效的重要保证。尽管通过手术能够在短时间内改善肌肉痉挛和肌肉、骨骼畸形，但患儿运动异常，如随意运动型、某些运动控制能力障碍、平衡障碍、本体感觉障碍、肌力弱、认知和视觉异常等，需要进行持久的康复训练等综合治疗。

一、手术治疗原则

1.手术治疗的目的　解除痉挛，松解痉挛，调整肌力，稳定关节。

2. **手术分类的原则**　　手术方法有三类，即神经性手术、肌腱及软组织手术和骨性手术。神经性手术针对痉挛，肌腱、软组织及骨性手术则针对矫形。原则上解除痉挛手术与矫形手术要分期进行。解除痉挛手术在先，矫形手术在后。对于不随意运动型脑瘫或混合型脑瘫，首先要缓解或减轻不随意运动，其后根据个体情况制订下一步手术或康复计划。盲目进行各种矫形手术是错误的，应严格掌握手术适应证，按个体化原则制订手术方案与康复方案。

儿童在生长期，由于痉挛的肌肉不能与骨骼的生长保持同步，可使畸形呈进行性发展。肌腱与软组织手术应在 6 岁左右进行。当解除痉挛手术或非手术疗法已获得一定效果，但尚未能完全纠正、固定挛缩畸形，此时需行矫形手术。要求患儿认知良好，术后能接受康复训练。关节矫形或各种骨性手术，需在 12 岁以后进行，以免影响肢体生长发育。

二、常用手术方法

（一）神经性手术

1. **选择性脊神经后根部分切断术**　　1908 年，德国神经外科医生 Otfrid Foerster 首先采用脊神经后根切断术治疗肢体痉挛 159 例。他采用整根后根切断，虽术后能解除痉挛，但患者失去了感觉功能。1978 年，意大利学者 Fasano 首先报道，采用术中电刺激法进行选择性脊神经后根切断术。在彻底解除痉挛的同时，成功保留了肢体的感觉，术后疗效进一步改进，Fasano 正式命名该手术为选择性脊神经后根切断术（selective posterior rhizotomy，SPR）。1981 年，Peacock 对此技术进行改进。他将手术部位降至马尾水平，这有利于更清楚地区分前后根、辨别每一神经根。这样改进，既降低了手术损伤脊髓圆锥的危险性，又降低了手术的难度。经过近 30 年的临床实践，多数专家认为若适应证选择适当，SPR 是解除痉挛和改善功能最有效的一种方法，在痉挛型脑瘫的治疗与康复中占有极其重要的地位。1990 年，徐林等人率先在我国进行 SPR 手术治疗痉挛型脑瘫，在解除痉挛方面取得了满意的效果。此后该术式在国内得到了迅速发展及推广。

（1）手术适应证

①单纯痉挛，肌张力Ⅲ级以上者。

②软组织无畸形或仅有轻度挛缩畸形，骨关节畸形较轻者。

③术前躯干、四肢有一定的运动能力,肌力较好者。

④智力能配合康复训练者,年龄以 4 ~ 6 岁为最佳。

⑤少数以痉挛为主的混合型脑瘫,以及严重痉挛与僵直,影响日常生活、护理和康复训练者。

(2)手术禁忌证

①智力低下,不能配合术后康复训练者。

②肌力弱,肌张力低下,肢体松软者。

③有手足徐动、震颤、共济失调与扭转痉挛等锥体外系病变者。

④肢体严重固定挛缩畸形。

⑤脊柱严重畸形和脊柱不稳者,以及支气管痉挛和严重癫痫者。

(3)手术方式:插管全麻生效后,患儿取俯卧位,设计胸 12 至腰 1 纵行手术切口。常规消毒铺巾,依次切开皮肤及皮下筋膜直至棘突。分离双侧棘突旁肌肉组织,咬除腰 1 棘突及椎板,严格保留双侧关节突。显微镜下显露硬脊膜,切开硬脊膜后分离双侧腰 1、腰 2、腰 3、腰 5、骶 1 神经根,严格保留腰 4 神经根,其余神经根分别给予电刺激,择阈值小者部分切断。切断比例不能超过脊神经完整度的 50%。其优点是下肢痉挛可完全解除;切断了 50% 以下的神经束,但肌肉仍保留了必要的张力,肢体感觉正常。术后卧床 2 周,在腰围支持下锻炼。

(4)手术前、后功能训练:手术前后训练的目的在于提高肌力,动员更多的肌肉参与日常活动。术前关节训练、肌力训练、坐爬站立走训练,辅以针灸、按摩及理疗,以减轻软组织挛缩,使患儿在大脑皮层中形成对行走的运动条件反射,对术后训练恢复帮助很大。术后的训练在于提高因手术而降低的肌张力,防止肌力变化和软组织挛缩发生。术后功能训练一般在三天创伤期过后进行为宜,进行主动肌肉收缩和被动关节功能训练直到主动活动为止,尽早回归到运动功能训练中去。增强体力,提高协调性,增加肌肉耐力,增强身体稳定和控制力,是保证手术效果的前提。

2. 颈动脉鞘交感神经网剥离术 1899 年,Taboulay 和其后的 Lerche 为了改善周围血液循环,首先采用动脉周围交感神经切除术治疗足部溃疡有效。他们发现此手术可广泛用于治疗肢体闭塞性脉管炎,Bruning 在治疗脑血管性疾病中,提出切除颈动脉周围和颈上节交感神经的手术。1952 年,Leriche 对两例颈内动脉闭塞症行颈动脉周围交感神经切除术,术后患者的肢体麻痹和语言障碍明显恢复。1980 年，荞麦田氏对 19 例由颈内动脉闭塞所致的慢性脑血管病进行颈动脉周围交感神经切除术和颈上节交感神经切除术，术后 60% 的患者症状和体征有明显恢复。2000 年，我国于炎冰等人率先行颈总动脉外膜剥脱术治疗脑性瘫痪。目前认为该手术对不随意运动型脑瘫患者约 50% 有效，对于其他类型的脑瘫没有明确效果。

（1）手术适应证

①不随意运动型脑瘫或以手足徐动型为主的混合型脑瘫。

②软组组织无挛缩或仅有轻度挛缩，骨与关节畸形较轻。

③吞咽或语言不同程度障碍、流涎、斜视、多动等。

④年龄 16 岁以下者疗效较好。

（2）手术禁忌证

① 3 岁以下脑瘫患儿。

②一般情况差或合并其他重要脏器疾病。

③体重少于 10kg。

④四肢畸形骨性改变。

（3）手术方式：采用气管插管全身麻醉，患者取仰卧位，肩胛骨之间垫圆枕，颈前突。麻醉成功后，头后仰略，偏向手术对侧，在甲状软骨水平下约 1cm 作横向切口，长 2～3cm。于切口两侧，胸锁乳突肌内缘，分别纵向分开颈阔肌、封套筋膜，锐性打开颈动脉鞘，在鞘内小心分离颈总动脉外膜，保护伴行颈静脉及迷走神经，剥离颈总动脉周围膜性网状结构，剥脱长度 4cm 并予以切除。继而剪除迷走神经周围网状条索，使之孤立。彻底止血，关闭切口，皮内缝合。

该术式治疗小儿脑瘫的原理，认为是颈动脉周围交感神经部分切除术后，脑血流及脑血管的继发改变改善了大脑的微循环，特别是大脑皮质的微循环，可能是激活了颅内具有多项分化潜能的内源性神经干细胞，通过后者分裂增殖、自我更新，部分修复损伤的神经通路，从而实现了症状的改善。过去认为脑瘫属于静止性脑病，很多实验和临床实践证明，颈交感神经外膜剥离术后脑组织发生了一系列变化，有必要改变观念，对此问题深入研究。

（4）术后处理

①术后充分使用药物持久镇静很有必要，避免因手术创伤刺激加重徐动状态。

②术前有癫痫史的患者，术后癫痫可能加重，要及时控制症状。

③若出现血肿，压迫气管造成窒息，要及时清除血肿，彻底止血。

3. 周围神经微创手术　选择性周围神经切断术（胫神经、坐骨神经、肌皮神经、正中神经、尺神经、副神经）是治疗痉挛型脑瘫安全有效的手术方法。该手术可降低肌张力、纠正痉挛性畸形、改善运动功能。有学者报道，保守治疗无效的痉挛型脑瘫，应用选择性周围神经切断术可以缓解痉挛、改善功能。

（1）选择性胫神经肌支切断术：治疗脑瘫痉挛型马蹄内翻足，可降低肌张力。

（2）选择性股神经切断术：可以改善股四头肌痉挛引起的膝关节僵硬，增加膝关节活动度。周围神经选择性切断术治疗下肢痉挛，部分患者出现肌力下降、肢体麻木。

（3）肩外旋肌选择性神经切断术：可以缓解脑瘫患儿的肌肉痉挛。C_7神经根切断术，对侧健康 C_7 神经根转移到患侧臂丛中干，可以部分缓解脑瘫屈肌痉挛，增强伸肌力量；C_8 神经根切断术不能长期缓解脑瘫手部痉挛，痉挛治疗效果差。

（4）背侧神经节经皮射频毁损手术：可治疗严重性屈曲/内收痉挛疼痛的脑瘫，可以改善痉挛、疼痛，使护理更为容易。

（二）肌腱及软组织手术

该类手术主要用于松解挛缩，调整肌力。采用肌腱切断、延长和转位术。

1. 上肢畸形手术

（1）轻型腕指屈曲畸形，采用虎口皮肤"Z"形切开，两个三角皮瓣相互转位，内收拇指肌起点剥离或切断，尺侧屈腕肌转位于 2～3 伸指总肌。转位后的尺侧屈腕肌末端缝合于桡侧伸腕肌止点处。中型腕指屈曲畸形，将桡侧屈腕肌转位到外展拇长肌、拇长伸肌、拇短伸肌。重型腕指屈曲畸形，除矫正畸形外，加做屈拇长肌腱延长和屈指浅深肌腱交替切断，再交替缝合延长。在肌腱转移中要注意移位肌腱的选择，移位后能建立新的动力平衡。

（2）肘关节挛缩畸形，肘关节挛缩在 45°内无须处理；超过 45°，可延长肱二头肌腱或松解腱膜，或切开前关节囊，或行屈腕肌起点下移术。

（3）肩关节内收内旋畸形，则经胸大肌与三角肌间切口，松解或延长肩胛下肌及胸大肌，也可在肱骨近端做外旋截骨术。

2. 下肢畸形手术

（1）下肢畸形中的髋屈曲，是髂腰肌挛缩的结果。通常采用 Soutter 手术，切断髋前方软组织，术后牵引或"Z"形延长髂腰肌。缺点是有可能屈髋肌力明显减弱。

（2）对于阔筋膜张肌、臀中小肌在股骨粗隆止点前部纤维及内收肌痉挛而致的髋内收内旋及屈曲畸形，若同时伴有膝屈曲，采用 Beker 半腱肌外移，切断臀中小肌前部纤维，效果较好。对重度畸形，可行股骨粗隆下旋转截骨。

（3）腘绳肌痉挛造成膝屈曲，常与股四头肌痉挛和髋踝异常有关。手术方案的选择，要充分了解髋膝踝之间的关系。对膝屈曲，单纯切断腘绳肌效果不好，易发生新的肌力失衡。一般采用延长腘绳肌或股骨髁上截骨术。

（4）足部畸形包括足下垂及足内外翻，腓肠肌或比目鱼肌痉挛造成足下垂；足部肌力失衡是足内外翻的原因。对足下垂，可行腓肠肌起点下移或行腓肠肌内外侧头神经分支切断术，能减轻或纠正下垂足。若屈膝，不能纠正者，根源在比目鱼肌痉挛，可行跟腱延长术。对小腿三头肌痉挛伴有背伸肌亦痉挛或松弛者，跟腱延长应视为禁忌。对足内外翻者，可切开胫后肌外侧，半转移至腓骨短肌腱，或胫后肌穿过骨间膜转移到楔状骨外侧，分别矫治内翻及外翻。

在解除痉挛、松解挛缩后，出现了肌力不平衡的弊端。原则上要保护伸肌，加强伸肌力量，减弱屈肌。常见的术式有腘绳肌移位到股骨髁后部或前置于股四头肌肌腱上，可起到稳定关节的作用。

（三）骨性手术

目的在于稳定关节。可行关节融合或截骨。常采用的术式包括：①纠正髋屈曲、内收内旋畸形的股骨粗隆下截骨。②膝关节屈曲者，则行股骨髁上截骨。③足马蹄内外翻畸形，则行三关节融合术。④腕下垂，行腕关节融合术等。

综上所述，脑瘫手术比小儿麻痹后遗症的种类要少，一般都可采用，但术中、术后的复杂程度要高。既要求术者进行详细的术前检查，充分了解患者髋、膝、踝、足的关系和它们之间被动和主动活动的范围，认真测定出痉挛的肌群，以全面系统的工程论观点，研究制订出训练—手术—综合康复的计划和措施，还应让脑瘫患儿及家属掌握康复训练的方法和防止畸形复发的措施。在康复训练中切忌"单打一"，要有整体观念。脑瘫患儿的康复除了要解决躯体残疾，更要解决其心理、智力、语言残疾，还要对适应社会环境、生活自理能力给予大力帮助，使患者具有逐渐表达自己需要、情感交流的能力。所以在康复治疗中，心理的康复应给予高度重视。所谓强调整体性康复，就是要强调把各训练相关人员紧密地、有机地统一协调在一起，建立好内在的联系纽带，决不能片面、彼此分散独立进行治疗。

三、手术麻醉简介

（一）麻醉前准备

1.术前常规检查 包括一般情况，如体重、身高、年龄、口腔、既往史、心电图、全血分析、心功能、肺功能等，以及智力发育、交流配合能力、药物过敏史、手术史等。有手术史，患儿对手术可能产生恐惧心理，对与手术有关的一切活动和人员都有抵触，需要事前做心理辅导或在麻醉前施以镇静。智力发育过差者，可完全没有交流或表达能力，甚至不能啼哭，需在麻醉前明确患儿的平日表情和呼吸形态，以与术后对比，确认患儿是否恢复至正常。有的脑瘫患儿因发育差，口腔及呼吸道也较正常儿童小，应按患儿声门及气管大小选择气管插管的型号。

2.术前准备 常规禁食水，若因患儿年龄小，在必要时可先行输液。避免麻醉前患儿缺失水分过多，导致诱导时血流动力学不稳定。

（二）麻醉方法

脑瘫患儿术中难以配合，通常不建议采用局部麻醉及半身麻醉。为维护患儿呼吸及手术顺利进行，麻醉一般采用气管插管静吸复合麻醉或气管插管静脉麻醉。本文简要介绍全身麻醉管理等问题。

1.麻醉诱导和维持

（1）基础麻醉：能够配合的患儿可直接进入手术间，不能配合的患儿需行基础麻醉。考虑到脑瘫患儿药物耐受性差，氯胺酮肌内注射量可按患儿的体质状况酌情加减，一般在 3～5mg/kg。为减少口腔分泌物，可同时使用抗胆碱药物。基础麻醉也可采用单独或辅助吸入挥发性麻醉药镇静的方法使患儿入睡。患儿入睡后，应密切观察患儿呼吸道通畅情况及呼吸频率、呼吸幅度，保证患儿氧供。进入手术间后，开放静脉通路，完成各项监测，如心电、无创血压、血氧饱和度等。

（2）麻醉诱导及维持静脉麻醉诱导：可采用快诱导或慢诱导，一般以镇静、镇痛药物联合肌肉松弛药物完成。术中可以吸入挥发性麻醉药或复合吸入氧化亚氮维持，静脉镇静和镇痛药物可间断或持续使用，肌肉松弛药物视手术情况酌情给予。

2. 术中管理

（1）液体管理：小儿血容量按千克体重计，比成人大。但因体重小，血容量绝对值很小，手术时稍有出血，血容量会明显降低。小儿细胞外液在体重中所占比例较成人大，成人细胞外液约占体重的20%，小儿则占30%，新生儿则达35%～40%，导致患儿对液体限制耐受性差。小儿机体内糖及脂肪储备少，较长时间禁食易引起低血糖及代谢性酸中毒倾向。故小儿手术前禁食时间应适当缩短，术中应适当输注葡萄糖。小儿水代谢比成人快，不能耐受脱水。手术前禁食及手术创伤均有液体丧失，必须及时补充。术中根据出血情况，出血少者可不必输血，输液速度可控制在大约 6ml/（kg·h）。

（2）术中麻醉药物应用

①镇痛药：芬太尼具有强效镇痛作用，持续时间约为30min，但对呼吸有抑制，抑制时间可长达1h。舒芬太尼镇痛效能为芬太尼的5～10倍，安全范围广，但因增加迷走神经张力，能引起心动过缓，必要时可用阿托品拮抗。舒芬太尼抑制呼吸的时间比芬太尼短，可用于手术诱导，或术中少量静脉注射以维持镇痛，用量约为芬太尼的1/10。瑞芬太尼是哌替啶的衍生物，因含有一个酯的结构，极易被体内酯酶水解，具有起效快（1～2min）、清除快等特点，是超短效阿片类药。其作用消失主要是药物快速清除而不是再分布，持续输注半衰期恒定，为3～5min，对循环、呼吸、神经系统的作用呈药物剂量依赖型。适于术中持续输注用于维持镇痛，术毕停止输注后患儿可很快苏醒。停止持续输注前，静脉注射其他镇痛药可预防瑞芬太尼停止输注后产生的急性疼痛。

②镇静药：丙泊酚目前应用广泛，是具有高度亲脂性的静脉镇静药。静脉注射后快速分布至中央室，镇静起效快而平顺。小儿中央室分布容积大，且清除率快。故小儿使用丙泊酚，药物量按千克体重算比成人大，需2.5～3mg/kg方能达到诱导效果。丙泊酚清除快、分布广，适于连续静脉输注以达到稳态血药浓度，术中可间断或连续注射以维持镇静催眠状态。

③肌松药：琥珀胆碱是目前临床上唯一应用的除极肌松药，作用起效快。静脉注射1mg/kg后45s即产生满意的肌松作用，可行气管插管。阿曲库铵是中效非除极化肌松药，其特点是在体温37℃、pH7.4的生理状态下能在体内以 Hofmann

效应自行降解，其消除不依赖肝肾功能，主要由血浆胆碱酯酶水解。静脉注射 0.3～0.6mg/kg，1～2min 即可进行气管插管，作用时间维持 15～30min。维库溴铵是潘库溴铵衍生物，无明显心血管作用。静脉注射 0.08mg/kg 后可行气管插管，作用时间维持 25～30min。

3. 气管插管及拔管　进行小儿气管插管时，操作应轻柔，避免造成上呼吸道黏膜损伤。6 岁以前小儿喉头最狭窄处位于环状软骨，呈圆形，气管导管通过环状软骨控制呼吸可无明显漏气，故不需带套囊的气管导管。6 岁以后儿童喉头最狭窄处位于声门，声门并不呈圆形，为防止控制呼吸时漏气，应该用带套囊的导管。小儿气管内径有较大差异，应准备一些相邻型号的气管导管，尤其是无套囊的气管导管，插入后行机械通气时无明显漏气，说明管径合适。

小儿气管内径小，呼吸道阻塞，易引起缺氧，术毕拔管前应吸净口腔内分泌物，待咳嗽、吞咽反射活跃、通气功能良好时可以拔除气管导管，待患儿睁眼、哭声洪亮有力，并且呼吸空气状态下氧分压不低于正常值时，可以将患儿送回病房。

四、出院处理原则

因脑瘫儿童自理能力尚未完善，出院后注意事项及处理原则由患儿家属主导完成。

1. 一般要求　手术后一般 3～5 天出院，在院外调整身体状态，需患儿家属配合。尽早出院可以缓解患儿的住院焦虑情绪，避免院内交叉感染，有利于患儿尽快回归正常生活，有利于尽快进行康复训练。

2. 切口注意事项　术后 2 周内，每隔 2～3 日，伤口彻底换药 1 次（一般选用"医用碘伏"湿敷后包扎。若切口缝合为可吸收线皮内缝合，术后无须拆线。若不是皮内缝合，需要术后 7～10 天拆线。切口周围要注意卫生、避免污染。切口处若有疼痛、渗液，以及切口皮下积液等不适情况，需及时与就诊医院取得联系，避免问题加重。切口一般 2 周愈合，4 周后就很少再有问题。患儿出院后，建议在 1 个月内每天使用碘伏涂抹伤口，如果伤口愈合良好，术后 1 个月可以洗澡。

3. 发热　手术后 3 天内的发热多和手术后吸收热相关，属于正常的生理反应。必要时在医生的指导下行退热药物治疗。术后 5 天左右开始出现发热，若排除感冒、肺炎等，需要鉴别切口感染等，应尽快和就诊医院取得联系，查看切口，调整抗生素。

4. 腰围固定 若行椎体手术，为保证椎体稳定性，术后患儿需要佩戴腰围至少半年，以利于椎板的愈合；同时避免腰部的过屈、过伸活动，否则会引起椎板愈合不良等问题出现。患儿只要离开床面，就需要佩戴腰围。

5. 术后康复 除行椎体手术及矫形手术外，其他术后鼓励患儿早期康复；椎体术后 2 周，患儿可以间断带腰围下地站立、下蹲等，进行适度的康复锻炼，康复强度宜由小量开始；建议术后 1～2 个月至医院开始门诊复查，接受康复医师指导，开始家庭康复，每天康复 4～6h。综合、全面的小儿脑瘫康复治疗可改善脑瘫儿童的运动、言语、行为和认知、社会交往与社会适应能力。

6. 药物治疗 脑瘫无特效药物治疗，根据个人实际情况，术后选择神经营养药物。

7. 术后随访 脑瘫是慢性疾病，术后需要长期观察和持续的康复训练。因此患儿家属应定期带患儿复查，以便医院跟踪患儿的病情变化，给予患儿综合有效的治疗，以期达到治疗的最佳效果。

第九章 ▶ 脑性瘫痪辅助器具与矫形器

辅助器具与矫形器是属于康复医学工程中的主要内容，是运用现代工程学的原理和方法，研究、恢复、代偿、重建病、伤、残者功能的一门跨专业的边缘学科。小儿脑瘫在日常生活和康复训练中利用辅助器具与矫形器，可以最大限度地改善患儿的功能障碍。

辅助器具根据国际标准 ISO 9999 的分类，有治疗和训练、个人、移动、家务管理、生活自理等十大主类 609 个辅助器具。本章根据脑瘫患儿的需求，重点介绍患儿生活与训练应用的辅助器具和治疗应用的矫形器。

第一节　脑性瘫痪常用的生活辅助器具

生活辅助器具是改善、代偿小儿脑瘫功能障碍日常生活中必备的辅助用具，常用的有移动助行器和坐位、立位辅助器。

一、移动助行器

（一）助行杖

根据患者的不同需要，助行杖可分为手杖、臂杖和拐杖三种基本类型。手杖和臂杖又有单脚和多脚等不同形式，见图 9-1。

1.手杖　由手柄、杖杆和橡胶皮套组成，制作材料以木、塑料、铝合金和轻质钢管为主。长度有固定式、可调式和折叠式。功能方面有多脚手杖、报警手杖、按摩手杖、手杖椅等。

手杖为单侧手握持以帮助行走的工具，适用于上肢握力好、支撑力较强的患者。手杖可以提供一般性的平衡支撑，并可承担部分体重，虽然使用手杖的人不用手杖也能行走，但他们会感到缺少稳定感和安全感。

2.臂杖 也称肘拐，是在手杖的基础上向上延伸到肘下，并增设半圆形的前臂托。臂杖可单用也可双用，适合于握力或前臂肌力较弱，但又不需要拐杖的患者。

臂杖的稳定性和支撑体重的能力都强于手杖。因使用臂杖不会损害上肢神经，并可锻炼上肢肌力及平衡控制力，是应提倡使用的助行产品。

3.拐杖 也称腋杖，由腋下托、手柄、两根长支撑杆，一根可调的短支撑杆及上、下橡皮套组成。制作材料有木、铁、铝合金等。

拐杖多为双用，也可单用。可以代替或辅助单侧下肢严重的功能障碍、双上肢功能正常的患者。

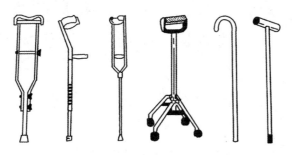

图9-1 各种助行杖（陈秀洁）

拐杖有较强的支撑作用和稳定作用，但长期使用可能引起上肢神经的损伤。因此患者在使用时不宜完全依赖腋下托支撑体重。

（二）爬行器与坐行器

1.爬行器 爬行器是脑瘫患儿移动或训练俯卧位移动的助行器。可根据患儿脑瘫类型、障碍程度、年龄制作或选用不同的爬行器，见图 9-2。

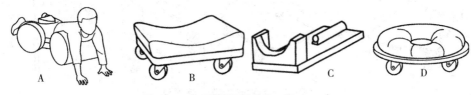

图9-2 各种爬行器（Eva Bower）

A.适用于痉挛型双瘫，腰部固定；B.患儿俯卧在凹陷的爬行器上，两下肢外展外旋伸展的患儿，利用手足转动爬行器；C.适用于痉挛型患儿，让其俯卧在上；D.患儿俯卧在柔软圆形的爬行器上，有利用抬起肩胸部，分开两下肢，手足并用前行或旋转

2. 坐行器 是脑瘫患儿移动或训练使用的坐位移动助行器。可根据患儿脑瘫类型、障碍程度、年龄制作或选用不同的坐行器,见图9-3。

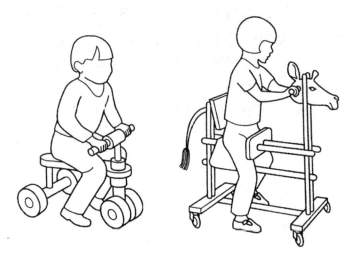

图9-3 各种坐行器(Eva Bower)

(三)步行器

步行器多由铝管或钢管制成,其高度可调,有三点触地和四点触地两种。结构有步行式和轮式两类。步行器常作为双下肢步行不稳定或瘫痪的患者,用作锻炼的主要用具。患者依靠双手或腋下来支撑部分体重,依靠步行器来保持身体平衡并进行移动,见图9-4、图9-5。

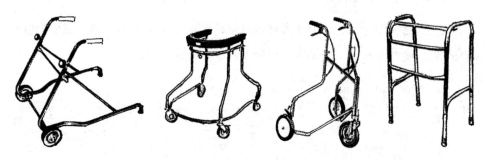

图9-4 各种步行器(陈秀洁)

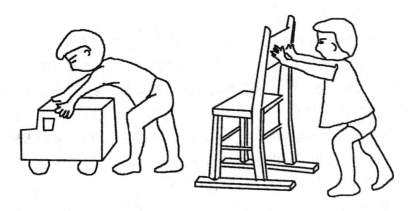

图9-5 自制步行器（陈秀洁）

（四）轮椅

轮椅是下肢丧失行走功能患者的主要代步工具。随着社会文明的进展，轮椅的需求量也在迅速增加。轮椅不仅是下肢残疾者的代步工具，更重要的是他们将借助轮椅参与社会，一定程度上实现自力更生。

1.普通轮椅的基本结构 普通轮椅一般由椅架、轮、刹车装置及座靠四大部分组成，见图9-6。

2.适用范围 主要适用于下肢截瘫患者的室内外活动，也常用于下肢行动不便者的室外活动，在医院经常作为疗养用车。轮椅转向灵活，占地面积小，能在室内灵活运动，也可用于室外的短距离活动，但双上肢功能不全者不能独立使用，需靠他人帮助。

图9-6 常见轮椅的基本结构

1.万向轮；2.刹车杆；3.手动轮；4.主轮；
5.靠背；6.扶手；7.坐垫；8.脚蹬板

3.使用方法 目前普通轮椅多为折叠式，使用前将坐垫两侧的支撑杆向下按可展开轮椅，再将脚踏板放平，调好高度便可使用，使用时两手扳动手轮，可进行前后运动、左右旋转，也可由他人推着运动。用毕先将脚踏板扳起。再用双手提软坐垫的中间部分，便可将轮椅合拢。

4.选用原则 目前轮椅规格、式样较多，为广大患者提供了可选择的余地，但在选择时应注意以下问题。

（1）轮椅的规格选择：轮椅有宽窄、高低不同规格，对承重也有一定的要求。因此较肥胖者宜选用加宽、承重量大的轮椅，儿童宜选择规格小的轮椅。

（2）轮椅的结构选择：目前国内轮椅主要有普通轮椅、躺式轮椅、便盆轮椅、电动轮椅四种形式。

①普通轮椅：为常用轮椅，主要适用于较短时间在轮椅上活动的患者使用。

②躺式轮椅：主要适用于要在轮椅上长时间活动的患者。它可以按照患者的需要，由患者控制改变为坐姿、半卧或躺姿。

③便盆轮椅：有坐式和躺式两种，适用于下肢瘫痪、大小便不便的患者。

④电动轮椅：主要适用于单侧上肢也有功能障碍者。

二、坐位与立位辅助器

（一）坐位辅助器

脑瘫患儿由于运动功能障碍，不能保持正常坐姿，失去了独坐能力，影响患儿目光交流、进食，继而加重了多功能障碍的程度。根据患儿障碍程度、年龄可选用制作、改装的坐位辅助器，见图9-7。

（二）立位辅助器

脑瘫患儿多伴随脊椎、下肢、髋关节功能障碍，不能正常站立位，日常生活中应用立位辅助器可预防或矫正下肢及髋关节的异常姿势，强化不负荷体重的躯干与髋关节肌肉，让患儿可以充分体验到立位平衡的感觉。可根据患儿障碍程度、年龄选用制作立位辅助器。

1. **简易立位辅助器**　选用木、竹等材料或重体泡沫制作简易的立位辅助器，见图9-8，适用于下肢功能相对较好的患儿。

2. **桌式立位辅助器**　选用木材设计制作桌型立位辅助器，见图9-9，重度患儿面向桌子站立，患儿可利用双上肢支撑站立，轻度患儿可在桌面上玩游戏。

3. **立位促通板**　选用一块正方楔形板，上面竖立一木板，中央加一块横木固定患儿，下方加一垂直板，将双脚分开。患儿立位固定在支架上，训练患儿双下肢负荷体重的立位能力，见图9-10。

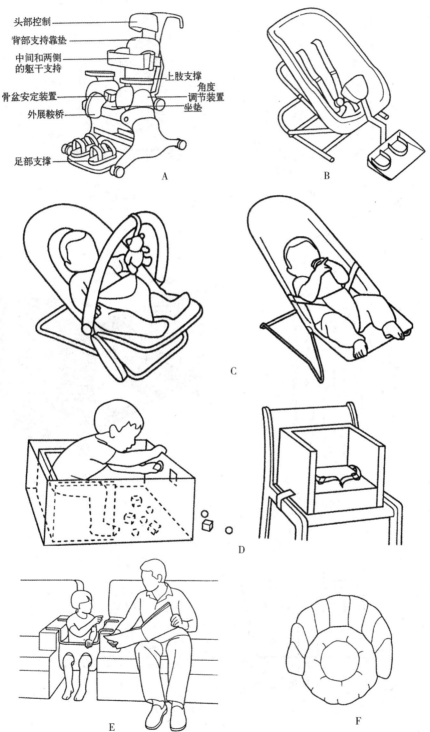

头部控制
背部支持靠垫
中间和两侧
的躯干支持
上肢支撑
角度
调节装置
坐垫
骨盆安定装置
外展鞍桥
足部支撑

A

B

C

D

E

F

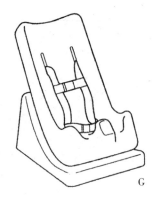
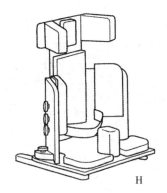

G   H

图9-7　各种坐位辅助器（Eva Bower）

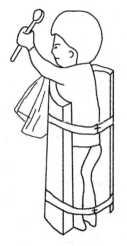
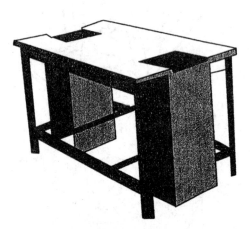

图9-8　简易立位辅助器（陈秀洁）　　　　图9-9　桌式立位辅助器（陈秀洁）

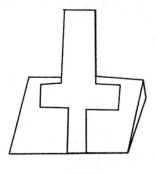
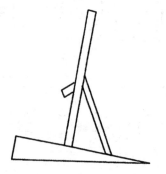

正面观　　　　　　　　　　　　侧面观

图9-10　立位促通板（陈秀洁）

三、自助器

自助器是患者利用残存的功能，借用一些特制的器具来弥补丧失的功能，较省时、省力地完成原先无法完成的日常生活。自助器的品种繁多，并多与上肢功能有关，根据其用途可分为进食、学习、穿衣、个人卫生、娱乐等类别。自助器应以简单易操作为主要原则，患者可根据自身条件自行制作。下面介绍几种简便的自助器供参考，见图9-11至图9-24（卓大宏）。

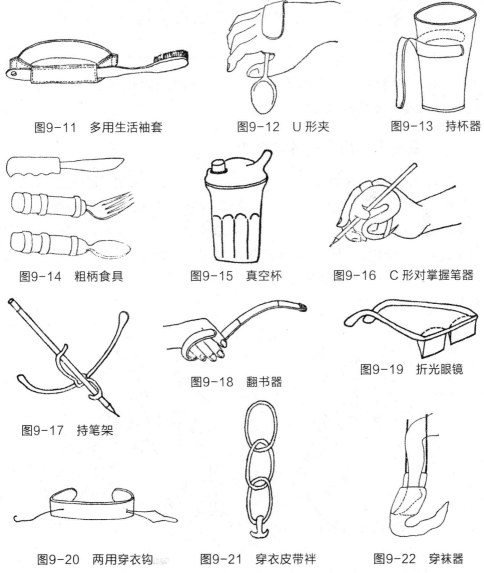

图9-11　多用生活袖套　　　　图9-12　U形夹　　　　图9-13　持杯器

图9-14　粗柄食具　　　　图9-15　真空杯　　　　图9-16　C形对掌握笔器

图9-17　持笔架　　　　图9-18　翻书器　　　　图9-19　折光眼镜

图9-20　两用穿衣钩　　　　图9-21　穿衣皮带祥　　　　图9-22　穿袜器

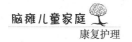
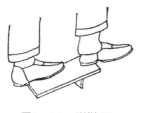

图9-23　脱鞋器

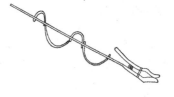

图9-24　厕纸夹

第二节　脑性瘫痪常用康复训练辅助器

康复训练辅助器具主要用于小儿脑瘫康复治疗与训练，根据辅助器具大小、使用范围，分家庭小型康复训练辅助器与医疗机构大型康复训练辅助器。本节重点介绍家庭小型康复训练辅助器。

一、家庭小型康复训练辅助器

1.**充气大球（Bobath球）**　充气大球简称巴氏球，由耐磨、韧性好的橡胶制成，使用时球内充入80%体积的气体，常用有65cm、75cm、85cm、95cm四种规格，可根据患儿年龄选用。巴氏球柔软、质轻，便于患儿俯卧、仰卧、坐位、立位等滚动训练。不同体位可训练患儿四肢关节、髋关节、脊椎、颈部等不同部位的功能，还可以促进患儿的躯体轴回旋、双手抓取、听力、视觉、认知反应等功能，见图9-25。

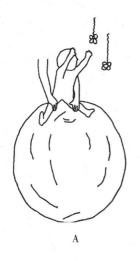

A

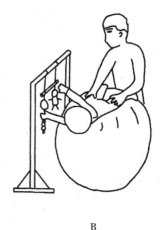

B

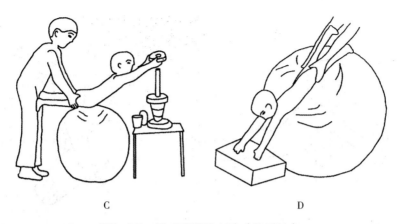

图9-25　巴氏球训练方法（陈秀洁）

A.坐位体轴回旋抓取训练；B.仰卧位翻身；C.俯卧位抗重力训练；D.俯卧位髋关节伸展训练

2.三角垫　通常用硬泡沫制成软质三角垫，用木材制成硬质三角垫，外包布或皮革。三角垫坡度加高一般 10 ～ 20cm，适应于不同年龄患儿。可选用卧位或立位训练。卧位主要训练患儿脊椎与下肢伸展功能，上肢支撑负荷体重能力及双手抓握认知等功能，见图 9-26。立位主要训练患儿双下肢站立功能及双手精细活动能力，见图 9-27。

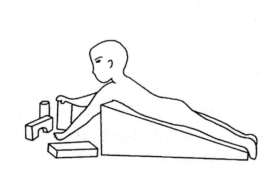

图9-26　三角垫俯卧位训练（陈秀洁）

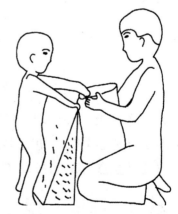

图9-27　三角垫立位训练（陈秀洁）

3.滚筒　滚筒一般为内硬外软的圆柱体，分长度 1m、直径 10cm，长度 2m、直径 25cm 规格。卧位训练患儿头颈、胸部上抬能力，还可以促进双上肢负荷体重，同时可训练双手抓握能力，见图 9-28；立位可训练患儿站立、骑跨、行走等能力，见图 9-29。

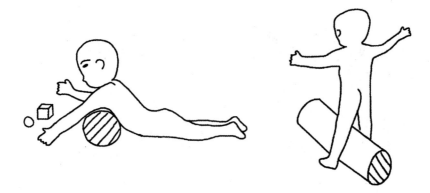

图9-28　滚筒卧位训练（陈秀洁）　　　图9-29　滚筒立位训练（陈秀洁）

4.平衡板　平衡板训练用途不一样，通常分大平衡板、圆平衡板和长平衡板三种，见图9-30。

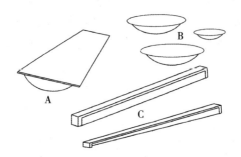

图9-30　各种平衡板（陈秀洁）

A.大平衡板；B.圆平衡板；C.长平衡板

（1）大平衡板：大平衡板由长180cm、宽60cm的木板下面安装一个中心半径为25cm半圆柱体组成，患儿取坐、膝立、立或四点支持位于平衡板上，通过晃动，在各个位点上进行自律姿势反应训练，见图9-31。

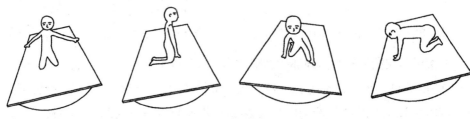

图9-31　大平衡板自律姿势反应训练（陈秀洁）

（2）圆平衡板：由直径为 30cm 的圆形板，下面固定一个不同高度的圆凸，分别为 7cm、15cm、30cm、40cm、55cm 不等构成，取患儿俯卧位或坐位晃动诱发平衡反应。主要适合身体难以获得倾斜反应，平衡反应发育滞后的患儿，见图 9-32、图 9-33。

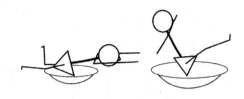

图9-32 圆平衡板坐位平衡反应训练（陈秀洁）

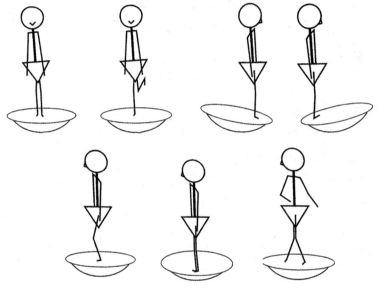

图9-33 圆平衡板立位平衡反应训练（陈秀洁）

（3）长平衡板：为长 180cm、宽 15cm、高 6～12cm 的长条板。主要用于共济失调患儿步行训练。

5. 圆环 通常圆环是用塑料制成，根据需求可选用 15cm、20cm、30cm、40cm、50cm 五种不同规格。

（1）站位套环训练：可促进双手握环、松环能力，步行套环训练可以抑制患儿不随向前的稳定运动。若有异常姿势，应及时纠正，见图 9-34。

（2）坐位套环训练：患儿坐位就餐时，用大环将双上肢套住，两手可在桌面做些小活动或游戏，可抑制不随意运动型患儿的不自主运动，见图 9-35A。患儿坐在桌前，双手持小套环，可训练患儿套物等游戏训练，可抑制不随意运动，见图 9-35B。

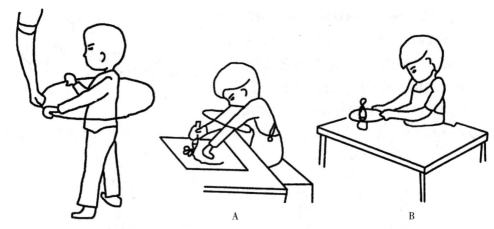

图9-34　圆环步行训练（陈秀洁）　　　　图9-35　圆环坐位训练（陈秀洁）

6.球、握力器、沙袋

（1）球：根据需求可选用重 1kg、直径 12cm，重 2kg、直径 16cm，重 3kg、直径 18cm 等皮球和小乒乓球。皮球双手平举训练可增强上肢肌力。乒乓球可训练患儿拇指内收功能，见图 9-36。

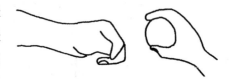

图9-36　乒乓球训练拇指内收（陈秀洁）

（2）握力器：根据需求可选用不同形状、大小的握力器，可训练患儿手指肌肉及前臂肌群。

（3）沙袋：根据质量分 0.5kg、1kg、2kg、3kg、4kg、5kg 等不同规格的沙袋。患儿可手提训练，也可将沙袋安装在滑轮上训练上、下肢肌力与肌耐力。还可将沙袋绑在上、下肢上进行负重训练。

二、医疗机构常用大型康复训练辅助器

1.平行杠　通常高 40 ～ 100cm、宽 40 ～ 60cm，可分为移动折叠式（图 9-37A）、固定式（图 9-37B）和简易式三种（图 9-37C）。主要用于站立平衡、步行训练和增强上下肢肌力训练。

2.足内、外翻的矫正板　一般由木板制成三角形长板，长 300 ～ 400cm，宽 40cm，高 10cm。患儿足外翻可选用图 9-38A 所示矫正板，足内翻选用图 9-38B 所示矫正板，让患儿在其上行走，矫正足内外翻。

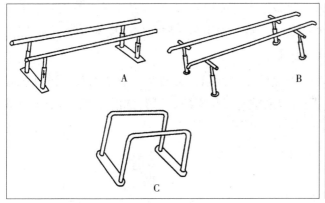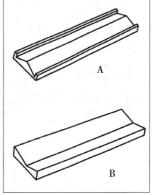

图9-37　三种平行杠（陈秀洁）　　图9-38　足内、外翻的矫正板（陈秀洁）

3. 阶梯　根据训练室面积选择其类型与大小。阶梯基本的要求，一是台阶5阶以上；二是脚踏板宽度不小于30cm；三是脚挡板高度10～20cm；四是扶手末端长处不小于30cm，见图9-39。

阶梯主要用于日常生活中患儿上下台阶能力的训练，根据患儿功能障碍情况，做徒步阶梯训练、扶扶手阶梯训练和拄拐阶梯训练。

4. 肋木　是由木材制成的立架式训练器，高250～350cm，宽90cm。横木间距为：最上的板前突及上方第一根横木间距为12cm，中间每根间距为12.5cm；下方的5～6根间距为10cm，见图9-40。

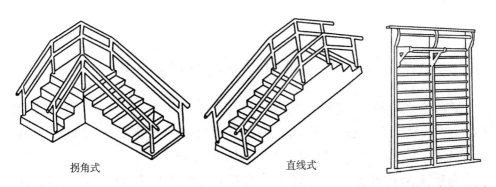

拐角式　　　　　　　　直线式

图9-39　阶梯训练（陈秀洁）　　　　图9-40　肋木（陈秀洁）

肋木主要用于：①预防脑瘫患儿脊柱变形、训练正常姿势体位，矫正异常姿势。②保持或矫正关节活动度的训练。③增强肌力、耐力的训练。④防止训练引起其他部位代偿性运动。

5. 梯子 由金属管制成，高 120cm，宽 120cm，有 4 只支架，使用时在下方放置软垫，见图 9-41。类似小肋木，主要用于膝立位抓住梯横木进行站起训练，或蹲位站起训练、起立至步行训练。

6. 功率自行车 为固定的单轮训练自行车，见图 9-42。蹬车运动可训练患儿下肢、腹部肌肉的力量，同时对内脏有强化作用。根据患儿的实际情况可增减负荷量。

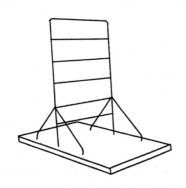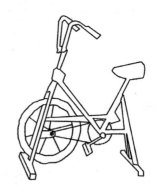

图9-41　起立训练梯（陈秀洁）　　　图9-42　功率自行车（陈秀洁）

7. 姿势镜 为一活动式长方形镜子，高 180cm，宽 90cm。主要用于患儿矫正身体异常步态与姿势。也可选用棒、圆环、球、沙袋等器具在姿势镜前进行头颈部、躯干等处的不随意运动和平衡训练。

第三节　脑性瘫痪常用矫形器

矫形器（orthoses）又称支具，是为矫正四肢、躯干畸形或为增强其正常支持能力，改变神经、肌肉和骨骼系统的功能或结构的体外装置。脑瘫患儿若需佩戴矫形器，可预防、矫正肢体畸形或代偿失去的功能。

据我国 2006 年第二次全国残疾人抽样调查推算表明，我国肢体残疾人有2411.65 万，其中约有 43 万人需要安装矫形器。随着科学技术的发展，人们生活水平的提高，医疗服务体系不断完善，矫形器的应用前景将会快速扩展。本节简要介绍小儿脑瘫常用矫形器的主要功能、使用矫形器的基本原则、矫形器的适应证、对矫形器的基本要求和常用矫形器。

一、矫形器的主要功能

1. 支持与稳定功能　通过限制关节的异常运动来保持肢体的稳定，改善肢体的承重能力。

2. 预防纠正畸形功能　通过三点力原理，通过作用在肢体的压力来矫正畸形或预防畸形加重。

3. 抑制肌肉反射性痉挛功能　通过足底的全面承重而抑制原始反射；对高张力肌肉的持续性牵引可控制关节活动；减少肌肉反射性痉挛。

4. 促进运动功能发育　通过对障碍肢体的辅助作用，可进一步提高患儿坐、站、行的功能，并可促进肢体运动发育，改善患儿的日常生活自理能力。

二、使用矫形器的基本原则

1. 必须符合生物力学原理，治疗效果要好。

2. 压力位置要准确，压力大小要适度，不可有不良的副作用。

3. 固定范围要合理，不影响范围以外的关节功能。

4. 结构要简单，轻便耐用，透气易洗，安全可靠，价格适中。

5. 穿戴时应以不影响外观、不引人注目为宜。

三、矫形器的适应证

依据脑瘫患儿肢体功能障碍程度，分坐卧型、站立型和步行型三类。

1. 坐卧型　患儿肢体功能严重受限，只能处于卧位或坐位，多见于痉挛性四肢脑瘫或双瘫。矫形器适应于此类患儿常见的继发畸形者、脊椎侧凸者、髋关节半脱位者、上肢畸形者、下肢畸形者。

2. 站立型　患儿在帮助下可站立，但常伴有髋膝关节不稳、肌肉力量不足、踝关节内外翻等。常用的胸带、臂托、膝部托带、足托等矫形器，可改变异常的双下肢对线，提供站立的稳定基础，进而可给予步行训练。

3. 步行型　患儿虽能站稳，在辅助下可行走，仍伴有下肢运动的缺陷，通过对患儿步行中矢状面、冠状面、水平面异常步态检查分析，可确定下肢不能正常行走的主要原因，确定矫形器处方。

四、对矫形器的基本要求

在考虑使用矫形器时，应把它看作整体治疗的一部分，明确其在不同治疗阶段所起的作用，凡是能用其他保守治疗方法获得更好的治疗效果，则不必使用矫形器；凡是能用矫形器获得较好治疗效果的，则不宜采用手术治疗。对于缺乏信心和不主动配合的不宜使用矫形器。以下情况可考虑采用矫形器治疗。

1. 需要对某个或多关节加以固定者。

2. 需要对某种畸形加以矫正或防止畸形进一步加重者。

3. 用以代偿失去的某种功能为目的。

4. 需要改善步行功能或需要减免肢体承重者。

5. 用于骨折愈合或术后对肢体的保护。

五、常用的矫形器

脑瘫患儿常用矫形器有上肢矫形器、下肢矫形器和脊椎矫形器三大类。

（一）上肢矫形器

1. 手指畸形低温热塑矫形器　适用于脑瘫患儿爪状手指畸形、腕关节挛缩、痉挛等，见图9-43。

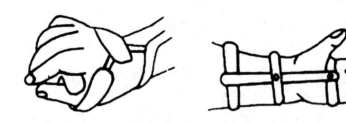

图9-43　拇指对掌、腕关节外展矫形器（陈秀洁）

2. 动态掌腕部矫形器　利用钢丝弹簧的弹力辅助腕关节、手指伸展，用于对抗患者不自主的屈曲运动，见图9-44。

3. 肘关节矫形器　常用有固定式和带肘关节铰链式两种，固定式主要用于上肢骨关节畸形、运动受限者。铰链式可将关节限定在一定角度，能通过铰链调节，肘关节可在一定范围内运动，适应于肘关节伸直或屈曲挛缩患儿。

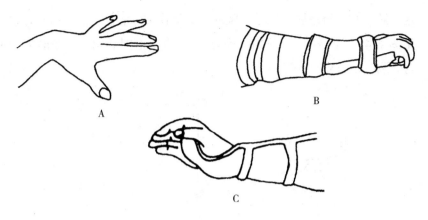

图9-44　腕关节掌屈矫形器（陈秀洁）

（二）下肢矫形器

1. 矫形鞋　也称病理鞋，是功能补偿性鞋。根据其作用可分为补高矫形鞋、补缺矫形鞋和矫正用矫形鞋三大类。

（1）补高矫形鞋：适用于双下肢不等长的患者。按其下肢短缩的程度可分别采用以下方法。

①内补高矫形鞋：适用于单侧下肢短缩 2～7cm 的患者，可分别采用内后补高和内前后补高两种补高方法。

②内外补高矫形鞋：适用于单侧下肢短缩在 7～14cm 的患者。由于下肢短缩过多，需要在鞋腔的内、外同时进行补高。此种鞋的前掌和后跟明显增厚，对外观影响较大。

③超补高矫形鞋：适用于单侧下肢短缩在 14cm 以上的患者，超补高鞋也叫二层楼式补高鞋，鞋的上层是连接患肢的足套，下层是假脚。患者可以穿用正常鞋，但患肢裤脚部位可见明显膨大。

（2）补缺矫形鞋：补缺矫形鞋是为补偿残缺足的负重功能而设计的特种鞋。根据截肢部位不同而采用不同的补缺方式。如补缺垫适用于跖骨截肢。趾关节离断的患者，补缺足套适用于跖跗关节离断、穿鞋难以固定的患者。

（3）矫正用矫形鞋：矫正用矫形鞋适用于足部畸形的患者。根据畸形的情况，分别采用针对性的矫正措施。常用的有足内、外翻矫形鞋。平足垫、跖骨垫等。

2.**足、膝、髋等矫形器** 踝足、膝踝足、骨盆带膝踝足、髋、膝、骨盆膝矫形器，见图9-45。下肢部位不同的矫形器，适应于不同部位的关节畸形、屈曲痉挛、内外翻、姿势异常等患者。

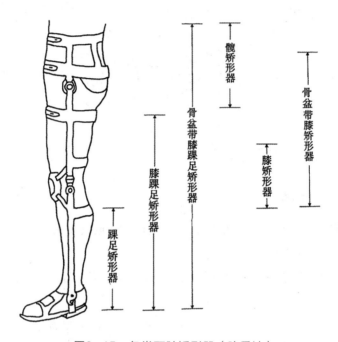

图9-45 各类下肢矫形器（陈秀洁）

3.**脊柱矫形器** 常用有颈托、颈椎牵引器、颈胸矫形器、软性腰围、胸腰骶椎矫形器、脊柱侧弯矫形器和脊柱后凸矫形器等分类。不同的脊柱矫形器，主要针对相应部位脊椎侧弯、后凸畸形，纠正脊椎异常姿势等。

下篇

脑性瘫痪科普知识

第十章

脑性瘫痪常见问题解答（100题）

第一节 脑性瘫痪常见的基本问题

（一）什么是小儿脑瘫？

脑瘫是出生前至出生后早期，脑发育尚未成熟阶段受到损害引起的以肢体运动障碍和姿势异常为主的综合征，是一种非进行性中枢神经损害，可伴有智力、听力、视力、感觉、知觉、认知、交流及行为等障碍。部分患儿伴有癫痫及继发性肌肉、骨骼问题。

（二）哪些病因可引起小儿脑瘫？

目前认为，基因突变、物理化学因素、病毒感染、早产、过产等原因，均可引起发育中的胎儿或婴幼儿脑部的非进行性病变而导致脑瘫。这些伤害因素可作用于胎儿期、分娩期和新生儿期三个阶段。而胎儿期是发病的主要阶段。

（三）脑瘫有几种类型？

主要有痉挛型四肢瘫、痉挛型双瘫、痉挛型偏瘫、不随意运动型、共济失调型、混合型六大类型。其中痉挛型占 45% ～ 60%。

（四）如何早期发现小儿脑瘫？

有难产、早产、窒息、黄疸等原因，孩子运动发育迟缓、肢体活动障碍，就有可能是脑瘫，应及时去医院诊治，如专业医生检查发现孩子有原始反射或反射亢进等，则脑瘫可能性较大。

（五）小儿脑瘫与其他脑瘫一样吗？

成人的脑血管病所致瘫痪也属于脑瘫，但损害在成熟脑组织，而小儿脑瘫是发育中的不成熟脑组织受到了损害。成人病变不会随年龄进展，故临床症状不会随年龄进一步发展。小儿脑瘫如能及时得到治疗则可以出现轻症化、正常化等改变。另外临床常见的脑炎、脑膜炎等治愈后，不能称之为脑瘫。所以说小儿脑瘫和成人的脑血管病及某些中枢神经系统疾病后遗症是不一样的。

（六）小儿脑瘫传染或者遗传吗？

小儿脑瘫不是传染病，没有人会从脑瘫患儿身上传染本病，而且一个家庭中有两个脑瘫患儿非常少见。近年研究显示，基因异常是脑瘫的重要原因。

（七）小儿脑瘫的发病情况怎么样？

小儿脑瘫可发生在任何地区和任何人群，大约300个初生婴儿中就有可能有1个脑瘫患儿的发生，城市和农村地区的差别不显著，男性略多于女性。欧美发达国家的发病率为0.1%～0.4%。我国2010年12省市的发病率调查结果分别为0.104%～0.540%。是继小儿麻痹后遗症控制后的一个主要致残性疾病，严重影响婴幼儿的生长发育和生活质量，同时也给家庭带来了极大的痛苦，给社会造成了负担。

（八）小儿脑瘫常见的基本功能障碍有哪些？

出生前、分娩期、出生后等多种原因损伤了大脑的运动支配区，造成姿势异常、运动障碍为主症的脑瘫。脑瘫患儿可伴有原发的感觉、知觉、认知交流、行为异常等并发症。若治疗不及时，还可以出现继发症状，如肌肉痉挛、关节变形等。此外，由于缺乏日常生活活动的学习经验机会，还可引起发育延迟。

（九）小儿脑瘫主要症状有哪些？

小儿脑瘫的主要临床症状群有以下三方面。

1. 中枢性运动障碍 表现为运动发育滞后，患儿表现为抬头翻身、坐和四肢运动发育落后。患儿自主运动困难，动作不协调、不对称、僵硬，表现为异常的运动模式与运动姿势，以及不自主动作等。

2. 肌张力和姿势异常　表现为肌张力增高，肌张力低下或肌张力高低变化不定，常有异常的姿势反射。由于原始反射和异常的肌张力影响，患儿表现为头和四肢不能保持在中线位，或呈弓状反张或为四肢痉挛。

3. 异常的运动模式　中枢神经系统损伤后，失去了对低级中枢的抑制，使低级中枢的控制作用释放出来，以致肌张力异常，患肢在进行任何活动时都不能随意地、有选择性地控制，从而表现出异常的原始姿势反射。这种原始的姿势反射，是一些不同部位的肌肉张力发生特定的变化，造成异常运动模式。

（十）小儿脑瘫常见的合并障碍与继发障碍有哪些？

1. 合并障碍

（1）智力低下伴情绪问题：脑瘫患儿并发智能低下者约占52%，多动、情绪不稳、自闭亦多见，智商测定困难，加上运动障碍、活动受限，发育期生活实践比健康儿童少，亦会影响精神发育。不随意运动型患儿伴有智能低下者比例较少。

（2）语言障碍：脑瘫患儿约有38%存在不同程度的语言障碍。主要原因为构音器官运动障碍、语言中枢障碍。表现为发音不清或严重失语，初期表现为吸吮困难及吞咽咀嚼困难，一般语言障碍的程度与运动障碍程度和智力水平高低成正比。

（3）癫痫：脑瘫患儿出现发作性痉挛，伴有癫痫者约占45%，可在不同年龄发作。

（4）生长发育障碍：脑瘫患儿一般身高较正常儿童矮，营养亦差，常有呼吸障碍，易患呼吸道感染等疾病，更影响健康和体格生长，成为身心发展的障碍。

（5）听觉障碍：新生儿重症黄疸所致手足徐动型脑瘫患儿多伴有听觉障碍，约占12%。

（6）视觉障碍：50%～60%的脑瘫患儿伴有视觉障碍。最常见的为内斜视、外斜视等眼球协调障碍，其次为眼震、凝视障碍和追视、上方视麻痹等。少数患儿可有视神经萎缩、先天性白内障等。

（7）行为障碍：脑瘫患儿个性较强，常表现为固执任性、情感脆弱、情绪波动变化大、善感易怒、不合群、注意力不集中、兴奋多动、有时持续某一动作、有时出现自我强迫行为。

（8）口腔及牙齿功能障碍：患儿常伴有吸吮无力、咀嚼吞咽困难。口唇闭合欠佳、流涎、呼吸控制不好。

2. 继发障碍 常见有跟腱挛缩、足内外翻，肩、髋关节脱臼，脊柱侧弯、颈椎病、骨质疏松性骨折等。继发障碍常见为大龄或重度脑瘫患儿。

（十一）痉挛型脑瘫患儿的临床表现有哪些?

痉挛型脑瘫占 45% ~ 60%，主要表现为上肢屈肌张力增高，下肢伸肌、内收肌张力增高。四肢瘫者，上肢关节均呈屈曲性痉挛，肩关节内收、内旋，肘、腕、指关节屈曲，腕、臂内旋，手指屈曲呈紧握拳状，拇指内收，紧握于掌心中。两上肢动作笨拙、僵硬、不协调。两下肢僵直、内收呈交叉状，髋关节内旋、踝关节跖屈。扶站时，双足下垂、内翻，足尖着地，足跟不能踩平。走路时呈尖足、剪刀样步态。有些患儿伴腰背肌痉挛而呈角弓反张的过度伸展状态。痉挛型常在患儿用力、激动时加重，安静入睡时减轻。由于关节痉挛，自动运动十分困难。严重者出现肌腱挛缩、关节畸形。此型患儿的肌腱反射亢进。根据患儿受累部位不同。痉挛型又分下列 3 种。

1. 双侧瘫 四肢受累，双下肢较上肢受累更严重。

2. 四肢瘫 双侧上、下肢受累程度相仿。

3. 偏瘫 指同一侧上、下受累，上肢常较下肢严重。

（十二）如何判断小儿脑瘫障碍程度?

根据患儿运动障碍程度分为轻度、中度、重度。

1. 轻度 生活可完全自理。

2. 中度 生活可部分自理，或使用自助器等工具。

3. 重度 生活完全不能自理。

（十三）小儿脑瘫应与哪些相似疾病进行鉴别诊断?

1. 小头畸形 患儿大脑发育不全，表现为重症智力低下和痉挛型四肢瘫，常并发癫痫。头围与同龄儿相比甚小，是一种先天性畸形，临床治疗效果受到一定限制。

2. 脑积水　由于先天性脑脊液吸收障碍、导水管闭锁和狭窄、蛛网膜囊肿以及脉络丛分泌异常等因素引起。脑脊液异常大量潴留时，使脑室内压力增高，并压迫大脑组织造成损害。早期手术可以治疗，一般表现为智力低下痉挛型双瘫。

3. 脑畸形　脑组织可发生各种畸形，也可能和颜面、脏器等畸形同时发生，通常以智能低下为主，可并发脑瘫，通过 B 超、头部 CT 可以确诊。

脑炎、脑脊髓膜炎、一氧化碳中毒、头外伤史等，也可表现类似脑瘫症状，属于后天性损害所致，不能称之脑瘫，但可以按脑瘫进行康复治疗。

（十四）脑瘫患儿需要做哪些检查？

脑瘫患儿根据运动和姿势异常及临床各类分型特征可以做出临床诊断。CT、MRI 等影像学检查，可以为探讨脑瘫病因及预后提供可靠依据，但不能作脑瘫诊断。影像学检查可发现有脑萎缩、脑软化、脑发育畸形、脑白质软化等各种病变，病变部位与临床类型有关，其中 MRI 检出率最高。影像学检查为脑瘫诊断提供了客观依据，但不能用单一的检查项目来诊断脑瘫。临床通常结合患儿表现、体征，参考影像学检查结果进行确诊。

（十五）小儿脑瘫早期诊断的依据是什么？

早期诊断和早期干预对小儿脑瘫的预后非常重要。早期诊断一般认为是在出生后 6 个月以内，如能在出生后 3 个月内诊断则称为超早期诊断。早期诊断主要根据病史和体格检查。

1. 高危因素及特异症状　有明确高危因素者可作为诊断条件，但有的病例虽经详细询问病史也难以肯定。对新生儿及 3 个月以内的婴幼儿，有吸吮困难、觅食反应差、过于安静或特别易激惹、不停啼哭者，应引起警惕。

2. 姿势异常　①有明显的肢体体位和运动不对称。②仰卧位时双手不能拿至眼前玩弄，拇指紧握于手掌中。③仰卧位向坐位拉起时，由于颈部肌肉张力低下，头仍后倾或头下垂。④坐位时明显拱背，不愿伸腿坐，扶腋下呈直立位，脚不踢蹬，下肢呈剪刀状。下肢肌张力增高，下肢伸直、内收、尖足，呈交叉状。

3. 运动发育滞缓　患儿自主运动减少，不会翻身，不会独坐、爬行等，颈部不能直立。

4. 反射异常　常表现为原始反射延迟消失，保护性反射不出现。特别要注意紧张性迷路反射、非对称性颈反射及立位支持反射3种原始反射，在脑瘫患儿身上往往很难消失。

5. 辅助检查 头颅 CT 和 MRI 检查不能作为诊断依据，但有助于辅助诊断和鉴别诊断。

（十六）家庭中如何早期发现小儿脑瘫？

婴儿期有以下情况者应怀疑为脑瘫，并及早就医。

1. 生后3个月还无站立或迈步迹象者。

2. 婴儿百天内还不能抬头，4～5个月挺腰时头仍摇摆，颈部无法直立。

3. 常握拳，如已过4个月后仍拇指内收、手不张开者。

4. 婴儿5个月以后还不能看见东西去伸手者。

5. 从面部表情来看，生后4～6周，痉挛型脑瘫患儿不会笑，不会认人，近乎无表情；不随意运动型脑瘫患儿常呈愁眉苦脸的样子。

6. 发育比正常孩子晚，4～5个月不会翻身，8个月不会坐；或全身发软无力；或四肢发紧，硬挺易惊，动作过多或过少者。

7. 吃奶无力，经常呛噎、吐奶、哭泣声微弱或阵阵尖叫，呼吸障碍。

以上症状不是每个孩子都有，若某些症状经常出现，则要引起家长的注意。

（十七）小儿脑瘫有哪些继发畸形？

小儿脑瘫的上肢痉挛可导致肩屈曲、内收畸形，肘屈曲畸形、垂腕、爪形手等各种畸形。腰椎可出现前凸、滑脱、侧弯等畸形。下肢可出现髋关节脱位，膝关节屈曲畸形、足内外翻、马蹄足等。

第二节 正常婴幼儿发育与脑瘫患儿发育的相关问题

（一）婴幼儿的正常运动发育规律包括哪些方面？

胎儿期，母亲感到胎动便是胎儿最初的运动形式，新生儿的运动是无规律而且不协调的，主要原因是大脑皮层发育不成熟，传导线路及神经纤维髓核没有完全形成。随着年龄的增长，大脑皮层的功能逐渐发育完善，条件反射也日益增多，婴幼儿便循环渐进掌握了各种新的运动技巧。婴幼儿运动发育常常遵循一定的规律。

1. **头尾规律**　运动发育由上而下，先会抬头后抬胸，两手取物，坐、站、走等。

2. **由近到远规律**　先抬肩、伸臂，再从双手握物到用手指取物。

3. **由不协调到协调规律**　3～4个月婴儿看到玩具时，手足乱动但拿不到；5个月以后就能一把抓住。

4. **由粗动作到精细动作规律**　先发展抬头、坐、站、走等大动作后才有手指取物、脚尖走路等精细动作，协调平衡的发育是关键。

5. **先正面、后反面动作规律**　如先会抓东西后才能放下东西，先会向前走后才会向后退等。

（二）婴幼儿粗大动作的发育规律有哪些？

婴幼儿粗大动作发育的过程可归纳为："二抬四翻六会坐，七滚八爬周会走"。

1个月仰卧位时试抬头；2个月垂直位时能抬头；3个月俯卧位时抬胸；4个月两手在眼前玩耍；5个月扶前臂可站直；6个月试独坐；7个月将玩具从一只手换到另一只手；8个月会爬；9个月扶栏杆能站立；10个月推车能走几步；11个月牵一只手能走；12～14个月能独立走；15个月会蹲着玩；18月会爬上小梯子。

（三）婴幼儿精细动作的发育规律有哪些？

婴幼儿精细动作的发育与神经、肌肉发育密切相关，但也与社会环境、日常生活、锻炼、家庭教育等外界因素密切相关。婴幼儿精细动作是否正常发育，关系到儿童今后学习、生活、工作技能的掌握。婴幼儿按年龄，手功能的发育进程如下。

1个月　两手握拳，手刺激后握得更紧，强迫张开手有抵抗。

2个月　两手依然呈握拳状态，但紧张度逐渐降低。

3～4个月　将双手放到面前看并玩弄自己的双手，有企图抓握东西的动作。

5个月 能抓到一手距离之内的物体，准确抓握东西尚有困难。

6～7个月 能在双手间有意识地准确传递物体。

8个月 能用拇指和其余四指抓取物体。

9～10个月 能用拇指与食指取物体，两手可协调玩耍。

10个月 能主动松手，放弃手中的物体。

10～12个月 能握笔或翻书，手抓握运动逐步发育成熟，抓握从尺侧握→全手握→桡侧握→拇食指捏。

12～15个月 能叠2～3块积木。

2岁 能叠6～7块积木，逐页翻书。

2～3岁 能叠8块积木，临摹画直线。

3岁 能叠9～10块积木，临摹画"○"和"加"号。

4岁 能自己穿衣服，画正方形及简单的人。

5岁 能写简单的字，画人的部位增多，可使用剪刀。

6岁 能画三角形及房屋、汽车、花草等。

（四）正常儿童至成人脑组织是如何发育的?

1. 出生时脑重约350g，占成人的25%；

2. 6个月时脑重700g，占成人的50%；

3. 2～3岁时脑重900～1000g，占成人的75%；

4. 10岁时脑重1350g，占成人的90%；

5. 成人脑重1500g。

（五）脑瘫患儿运动发育比正常儿童落后的程度是怎样的?

脑瘫患儿运动发育比正常儿童明显落后，运动发育迟缓，是小儿的必发症状。假如发现自己孩子比其他同龄孩子运动发育明显落后，应尽早就诊。Cardwell的调查结果如表10-1所示。

表 10-1　脑瘫患儿运动发育与正常儿童落后比较

月龄（正常儿）	身体的发育	月龄（脑瘫患儿）
1～3个月	俯卧位抬头	12个月
2～5个月	伸手抓东西	15个月
8～10个月	自己独坐	20个月
7～8个月	爬	26个月
9～11个月	握东西	17个月
9～12个月	单词	27个月
12～13个月	独站	27个月
13～18个月	独步	33个月
24～30个月	说短句	37个月

（六）痉挛型双瘫患儿姿势运动异常发育有哪些？

1.痉挛型双瘫患儿姿势运动异常发育，仰卧、俯卧均无正常儿早期即可出现的踝关节和膝关节的分离运动，而表现的是髋关节外展的所有关节同时屈曲，或髋关节内收、内旋的所有关节伸展的整体运动异常模式，见图10-1。

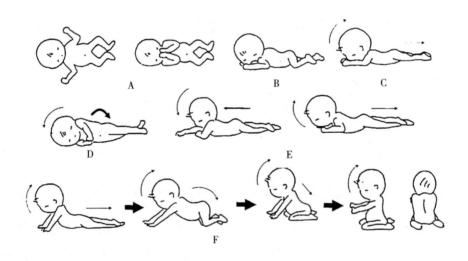

图10-1　痉挛型双瘫患儿姿势运动异常发育初期阶段（陈秀洁）

2.痉挛型双瘫患儿姿势运动异常发育二、三阶段，见图10-2。

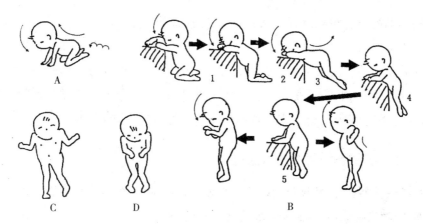

图10-2　痉挛型双瘫患儿姿势运动异常发育二、三阶段（陈秀洁）

第三节　脑性瘫痪治疗与康复问题

（一）小儿脑瘫康复的总目标是什么？

脑瘫患儿康复总目标是使他们身心等功能得到全面康复，在运动功能上、精神上获得最大的康复，逐步达到生活自理，为其将来参与社会活动、劳动和工作奠定基础。但脑瘫患儿存在运动、感知等多方面障碍，为此，对脑瘫的康复医疗宜采用各种学科技术和手段，着重是以运动康复为主的综合现代康复治疗，包括运动疗法、作业疗法、矫形手术治疗，语言、智力、心理、行为治疗，以及其他伴随缺陷的治疗。

（二）小儿脑瘫如何进行治疗？

小儿脑瘫确诊后，治疗的目的是恢复正常运动发育，纠正异常姿势，减轻其伤害程度，使其成为自食其力的社会人。

1. 综合性康复治疗　尽可能早期开始，采取以功能训练为主的现代康复治疗，包括物理疗法、作业疗法、听力和语言疗法、心理疗法、药物治疗及手术治疗等。设法平衡肌张力，重视姿势纠正，促进运动功能"正常化"发育，还要进行必要的社会康复和职业康复。

2. 早期发现，早期治疗　父母应早期发现患儿的异常情况，尽早就诊、确诊，积极进行综合性康复治疗。对患儿父母进行教育，开展家庭康复，指导患儿父母开展功能训练及日常生活能力训练，全面关心儿童，注意合理营养及护理。脑瘫不仅仅是医学问题，更是社会问题和教育问题，重要环节是早期诊断、早期干预。社会的理解和支持、多学科的合作是预防和改善脑瘫的基础。

（三）小儿脑瘫常用手术有哪些？

选择性脊神经后根部分切断术（SPR），颈动脉鞘交感神经网剥离术，选择性周围神经切断术，肌腱及软组织手术，骨性手术。

（四）哪种类型脑瘫手术治疗效果好？

单纯痉挛型脑瘫手术治疗的效果最好，一般要求智力接近正常、有一定运动力、无明显畸形。

（五）手术治疗应选择在什么年龄最好？

手术最佳年龄是 3～10 岁。3 岁以下患儿机体承受手术能力差，类型尚不稳定，主动配合康复能力不足，故需加强康复训练；10 岁以上儿童往往带有不同程度肌肉、骨骼、关节的挛缩畸形，常需进行 II 期矫形手术。

（六）哪些脑瘫不适合手术？

不随意运动型为主或共济失调肌张力低下、严重智力障碍者等，一般不适合手术，应采取其他综合康复治疗措施。

（七）SPR 手术会导致瘫痪吗？

SPR 只是选择性部分阻断神经后根纤维，而没有影响支配肌肉运动的神经前根，不会影响肌肉运动功能，所以不会导致瘫痪。

（八）SPR 手术会导致感觉障碍吗？

选择性后根切断术采用了先进仪器，只选择性切除引起肌肉痉挛的后根神经纤维，从而保留了体表感觉神经，术后不会出现感觉障碍。

（九）智力问题可通过手术治疗吗？

脑瘫智力障碍现在还没有有效的改善办法，但有可能在 SPR 术后由于肢体活动增加，特别是手功能的改善，可增加大脑皮层的刺激，使智力得到间接改善。智力障碍得到显著改善，则需要长期的综合性康复训练与护理。

（十）智力障碍的患儿能做 SPR 手术吗？

手术后一般需要较长时间的康复，如果智力很差，则不可能配合训练，更不可能主动训练，手术疗效则受到较大影响，轻度智力障碍是可以手术的。

（十一）SPR 手术的主要目的是什么？

解除痉挛，为康复训练创造条件，使孩子生活自理，回归社会，成为对社会有用的人。

（十二）SPR 手术的成功率有多大？

SPR 手术基本可以完全解除肌肉痉挛，其功能改善在 80% 以上。

（十三）SPR 术后有哪些注意事项？

术后先注意卧床 3 周，卧床期间可以训练腰背肌和下肢肌肉力量，被动活动下肢关节，不能过早下地，下地时需要腰围保护，先站稳，待下肢力量较强后，再循序渐进地开始训练行走。

（十四）经 SPR 手术解除痉挛后，痉挛会不会有反弹？

北京东直门医院脑瘫治疗中心报道，SPR 手术解除痉挛有效率为 99.3%，只有 0.7% 左右的患儿经 SPR 手术后痉挛解除不明显，有极少数患儿手术后痉挛有轻度反弹现象，但一般程度均很轻，对运动功能改善影响不大。

（十五）年龄大的脑瘫患者能否手术？效果如何？

年龄大的脑瘫患者由于常继发许多关节畸形、肌肉萎缩，手术效果比年龄小的孩子稍差。且较大孩子重新学习行走等也较年龄小的儿童困难。但手术对患者

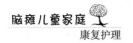

的总体功能改善还是有较大帮助的。

（十六）SPR 手术是不是专治脑瘫的手术？

SPR 手术的主要目的在于解除肢体肌肉痉挛，由于大部分脑瘫患儿的运动功能障碍是由于肌肉痉挛所造成的，所以 SPR 手术在脑瘫治疗方面应用广泛且效果显著。由其他原因引起的肢体痉挛也可通过该手术治疗，如家族性痉挛型瘫痪，脑外伤、脑炎后遗症，高位脊髓损伤等所致的痉挛型状态。

（十七）如何正确认识 SPR 手术的远期效果？

所谓 SPR 手术的远期效果指实施 SPR 手术后，再通过长期的功能训练，最终使患儿运动功能得到改善。手术不能直接改善功能，远期效果取决于以下四个方面的因素。

1. 手术是否解除了痉挛　正常人的肌肉紧张程度（肌张力）为一级，SPR 手术治疗的痉挛型脑瘫患儿的肌张力是否降低 1 ~ 2 级，这是功能恢复的关键。

2. 患儿术前的运动功能如何　患儿术前的运动功能障碍轻重程度不同。如术前不会坐、站的患儿与术前能坐、站、行走的患儿，功能改善的水平是不同的，远期效果差异也较大。

3. 综合康复训练的水平如何　一是能否坚持长期有规律的训练。二是患儿条件不同，训练的质和量也有所区别。如轻度患儿有一定的运动和协调能力，能进行较复杂的训练，训练效果也较好，反之则差。另外，家长的重视程度及家庭经济情况等诸多因素也是手术后能否保持远期效果的关键。

4. 患儿的继续发育情况　目前 SPR 手术的最佳年龄为 3 ~ 6 岁。患儿的身体还要继续发育成长，病变肢体与正常肢体的发育水平是不同的，这种差异可能会影响患儿运动功能恢复的程度。

为此，SPR 手术的远期效果要在保障术后积极进行综合康复训练的前提下，患儿的运动能力、协调能力才会在原来的基础上有进一步提高。

（十八）颈动脉鞘剥离手术适合哪些脑瘫患儿？

主要适合不随意运动型小儿脑瘫，由于这种患儿脑基底区损伤引起运动障碍或运动失调，表现为难以用意志力控制的不自主运动。一般以康复训练加颈动脉鞘交感神经网剥离手术效果较为理想。

许世刚等报道：自 1998 年至 2006 年，对 560 例不随意运动型脑瘫患儿施行了颈动脉鞘剥离术，其中男性 391 例，女性 169 例，年龄 3 ～ 25 岁。术后一年，对患儿头颈部活动、双手协调性、站立、步态、肌张力、流涎等功能进行评估，头颈部活动改善占 55%，双手协调能力改善占 72%，站立及步态改善占 41%，肌张力改善占 33%，流涎改善占 45%。310 例术后患儿家长对手术结果总体满意达 55%。

（十九）矫形手术主要适合哪些脑瘫患儿？

矫形手术主要包括软组织矫形术和骨骼矫形术。软组织矫形术主要适合脑瘫伴有关节挛缩、手足屈曲畸形、足下垂、足内翻等的患儿，可行肌腱切断、延长、转位、松解等手术。骨骼矫形术主要适合马蹄足内外翻，髋关节屈曲、内收、内旋畸形，膝关节屈曲畸形等患儿，可行截骨术、关节融合术等。

（二十）脑瘫患儿为什么要进行 II 期手术？

有些脑瘫患儿虽已做了 SPR 或颈动脉鞘剥离手术，但术后仍存在关节挛缩，这是由于肌肉肌腱的长期痉挛造成肌肉发育迟缓、短缩形成的。还有些伴有关节畸形、足内外翻等，这种情况一般需要 II 期手术解决。康复训练应重视畸形关节的训练，一方面可以防止畸形的继续加重，为 II 期手术提供局部条件；另外有一些轻度畸形的关节，通过训练可以改善或纠正而避免二次手术。对较严重的畸形，至少训练半年以上方可来医院复查，以确定是否需要 II 期手术治疗。

（二十一）为什么有些脑瘫患儿经 II 期手术后再行走时不会走或不如术前？

脑瘫患儿经 II 期手术后，负重力线、负重部位和关节角度等站立行走的方式发生改变，患儿需有一个训练学习新步态的过程，所以术后患儿康复开始阶段（一般 3 个月以内）可能不会走，或行走稳定性不如术前，训练适应一段时间后会逐步改善。

（二十二）上、下肢功能障碍的脑瘫患儿该怎么治疗？

上下肢都有障碍的脑瘫患儿，一般先做针对下肢痉挛的腰骶 SPR 术，改善或解除下肢痉挛，以后根据情况再行针对上肢障碍的颈段 SPR 术，以改善上肢痉挛。

（二十三）为什么小儿脑瘫越早治疗效果越好？

1. 因为在婴儿早期，尤其是在新生儿期，脑组织尚未发育成熟，还处于迅速生长发育阶段，小儿脑瘫脑损伤也处于初级阶段，异常姿势和运动还未固定，所以，这一时期脑的可塑性大，代偿能力高，恢复能力强。在这一时期若能及时治疗，将会得到最佳的治疗效果。研究表明，新生儿脑重 340～400g，出生后 6 个月达到 800g；3 岁前脑和神经系统的发育达 60%；6 岁前脑和神经系统的发育达 90%。为此，根据脑组织发育过程，尽早治疗效果好。

2. 早期治疗可避免不良姿势的形成、肢体畸形等功能障碍。

3. 性格及思维能力的形成主要在学龄前，特别是教育心理的康复越早越好，有利于患儿全面成长。如错过早期，由于继发性等变性原因，可发生肢体痉挛及变形，使异常姿势固定化，这就给后期治疗带来很大的困难，并且效果不佳。

（二十四）脑瘫患儿术前训练哪些动作？

对不能走的脑瘫患儿，可让孩子进行爬、坐、站和蹲起活动练习，下肢肌肉力量练习，以及手部灵活性训练。对术后运动恢复有积极的作用。

（二十五）脑瘫患儿术前怎样防止关节变形？

脑瘫患儿经常被动关节活动，平常要避免长期坐轮椅、板凳，防止膝关节屈曲畸形。必要时使用矫形支具，尽早进行运动训练。

（二十六）SPR 手术后如何进行后续康复治疗？

在国外，脑瘫患儿术后必须在指定的康复机构进行至少 3 个月的有康复医师指导的康复训练。目前在国内，由于专业人员少、病人经济条件和时间所限，能够开展术后康复训练的医院很有限，而且脑瘫患儿的术后康复训练是一个长期康复的过程，一般 3 个月左右才能见到明显的效果。住院康复时间极为有限，因此长期的家庭康复必不可少。每个患者术后康复训练的内容和侧重点各有特点，通常是由手术医生、康复治疗小组对患儿术后功能情况进行评估，制订 3～6 个月的康复计划，并将主要康复训练方法教给患者或家属，按计划回家康复。在康复过程中遇到问题随时与医生联系，定期复查（3个月左右），根据病情调整康复计划。后续康复治疗效果，取决于是否能坚持。

（二十七）痉挛性脑瘫的治疗原则是什么？

痉挛性脑瘫的治疗原则是解痉（如 SPR 手术）、矫形（如关节畸形手术）和康复训练，而解决痉挛是整个治疗的关键，不解决主要矛盾，就不可能有良好疗效。后续持久的康复训练是保证手术效果的重要治疗办法。

（二十八）腰骶部椎板的部分切除会影响孩子脊柱发育吗？

脑瘫患儿若伴有脊柱畸形则需要手术，手术中保留脊柱小关节对脊柱稳定性影响不大，年龄小的孩子，切除的椎板可以再生。对于年龄超过14岁，尤其术前存在脊柱稳定性差（如腰骶角度过大、椎弓根狭部裂）情况的患者，应考虑术后脊柱稳定性问题，并采取相应措施。

（二十九）小儿脑瘫早期治疗效果如何？

一旦诊断为脑性瘫痪就应及时进行早期治疗。治疗的预后取决于早期治疗的时间和治疗手段的坚持，通常认为越早越好。治疗目标是在可能的限度内使患儿的生活自理能力得到最大限度的发展。许多患儿尤其是痉挛型脑瘫或偏瘫患儿，如果对运动障碍给予适当处理，生活自理能力能达到或接近正常儿童水平。

（三十）小儿脑瘫康复治疗包括哪些？

1. 治疗手技　Bobath、Brunnstrom、PNF、神经发育治疗等神经促进技术。

2. 治疗方法

（1）早期干预治疗：是建立在小儿神经发育学和运动神经生理学基础上的神经生理学疗法，简称理学疗法。其中有触觉输入、本体感觉输入、前庭功能输入、视觉输入和听觉输入，按正常儿童生长发育规律进行训练和治疗。

（2）运动疗法：是对肢体和躯干的促进，如移动动作训练、平衡能力训练、增进肌力和耐力训练、姿势矫正训练，以及步行、跨过障碍训练。

（3）作业疗法：简称 OT，以游戏的方式，让患儿对一项特定的作业产生兴

143

趣，通过作业活动，对身体的、精神的功能损伤进行康复。增强协调运动，最大限度发挥其以生活基本自理为目的的功能。作业治疗侧重于上肢功能和日常生活动作的掌握。

（4）其他：如言语训练、矫形手术和术后训练、特殊教育（心理疗法）、中医疗法、支具和辅助具治疗等。

（三十一）小儿脑瘫"终身康复"是什么概念？

终生康复是指脑瘫患儿自诊断脑瘫之日起就应该进行系统的康复训练。尤其是术后康复训练，是保障手术效果的关键，康复训练应常年坚持，因为脑瘫患儿的运动功能障碍不能达到100%的治愈，患儿通过治疗取得的功能改善需要通过康复训练来维持，否则运动功能下降很快且恢复困难。

（三十二）单纯康复训练可治疗痉挛型脑瘫吗？

康复训练是脑瘫治疗的重要手段，但痉挛型脑瘫患者，由于肌张力高，肢体活动障碍，不能自主控制关节活动，很难配合康复训练。单纯康复训练不能解除脑瘫的主要矛盾——患儿肌肉痉挛。因此，首先需与解除痉挛的手术等治疗措施结合，效果才会满意。

（三十三）小儿脑瘫康复训练应怎样与手术配合？

有条件的话，通常术前先进行一段时间的针对性康复训练，主要是运动能力的训练。SPR术后再进一步进行针对性的康复训练，是巩固手术疗效的重要措施。

（三十四）小儿脑瘫使用支具有何作用？何时需使用？

1. **支具的主要作用包括** 纠正不固定畸形和防止畸形加重；辅助支撑；培养准确运动姿势习惯。

2. **使用时机** 小儿脑瘫出现畸形趋势时；存在非固定性畸形情况下；矫形手术后必须使用；肌力不足时作为辅助用具使用。

（三十五）不同年龄的脑瘫患儿康复训练内容是否一样？

脑瘫患儿处于发育中，月龄和年龄不同，症状表现也不同，首先应将患儿发育程度与正常儿进行对照，结合患儿异常姿势和运动障碍的程度，合理制订出科学有效的康复训练方法。

1. 婴儿期训练 出生后至 9 个月前，训练方法以促进正常发育为主，或采用 Vojta 训练方法促进运动功能的正常建立，这是非常重要的。

2. 幼儿期的训练 此时脑瘫症状明显，但挛缩和变形尚未形成，为治疗关键时期，除采取相应的治疗方法外，还要在日常生活护理中注意防止畸形，以促进其站立行走。

3. 幼儿后期的训练 主要为各种功能训练，此时脑瘫症状几乎固定，挛缩变形等已经产生，功能障碍也已显著，一方面要继续运动功能训练，另一方面要进行日常生活活动能力训练。

4. 儿童期训练 对患儿要实行综合训练，除继续进行功能训练外，还要进行教育、心理等方面的训练。

（三十六）为什么小儿脑瘫要注意开展家庭训练？

康复治疗的基本原则为贯穿于患儿的日常生活之中。家长对孩子有特殊的情感和深沉的爱，参与治疗最为合适。强调家长参与，可终身指导且经济便宜。家长学习掌握好家庭训练康复护理技术是关键。

（三十七）按摩对脑瘫有效吗？

以轻柔手法对关节进行按摩，可使关节韧带松弛，防止挛缩，有一定辅助疗效，但以粗暴的手法按摩会损害关节韧带、关节囊等，甚至造成骨折等并发症，给以后治疗造成困难。

（三十八）针灸对脑瘫有效吗？

对痉挛型脑瘫，针灸的强刺激有可能使痉挛加重，对非痉挛型脑瘫伴有其他方面障碍的患儿将有一定的效果。

（三十九）混合型脑瘫的日常护理有哪些？

混合型脑瘫是一种很难治愈的类型，它给患儿带来很大压力，严重摧残他们的身心健康，所以在治疗的同时，家长也要做好孩子的日常护理。

1. 饮食护理 需供给高热量、高蛋白及富有维生素、易消化的食物。对独立进食困难的患儿应进行饮食训练。

2. 清洁卫生 搞好脑瘫患儿的清洁卫生，定期洗浴，并及时更换衣服、床单、被褥等。脑瘫日常护理对清洁要求格外严格，家长们不容忽视。

3. 注意安全 脑瘫患儿因发育迟缓，各种动作的发育均迟于同期的健康小儿，行动不便，故应有专人守护。注意安全，以免造成意外伤害。

4. 皮肤护理 病情严重和不能保持坐位的脑瘫患儿往往长时间卧床，侧卧位适合各种脑瘫患儿。护理人员要常帮助患儿翻身，白天尽量减少其卧床时间。及时清理大小便，保持皮肤清洁，防止褥疮发生或继发其他感染。

5. 室内环境 室内保持空气新鲜，阳光充足，通风良好，温度适宜。定期用紫外线照射消毒，地面经常用消毒液拖擦，保证脑瘫患儿室内的清洁卫生。

（四十）家长和康复人员对患儿治疗时，应采取怎样的方式？

1. 利用各种方法争取患儿的合作，在患儿兴致最高时进行康复治疗，往往效果最好。

2. 每次训练的时间不宜过长，对患儿进行训练的形式要多样。尽力诱发他的注意力，防止强迫。

3. 康复人员和家长训练时要有耐心、爱心，不要与患儿发生争吵，不训斥、责骂甚至打患儿。训练指导要有建设性，遵循"示范—等待—鼓励—等待—示范"的原则，让患儿有足够时间去反应。当他完成一件事情、做好一个动作，要立即给予精神上或物质上的鼓励。

4. 日常生活中所有患儿自己能做的事，都要鼓励患儿自己去做，做完要随时鼓励表扬，让他有一种自己完成的成就感。

5. 遇到患儿反抗或有消极情绪时，可采取不理睬的态度。例如，他拒不吃饭的时候，不要生气，将饭菜拿开，等到下顿饭的时间才给吃，这样患儿会比你还着急。这比一味强迫或迁就要仁慈得多。

6. 训练时，要让患儿有成就感。例如，用汤匙吃东西，可以抓住他的手，帮他握住汤匙，去取食物，拿到他的嘴边，重复几次以后，就可以在食物快到嘴巴之前放手，让患儿自己完成最后的动作。必须有耐心和时间，脑瘫的患儿一定要在家长耐心指导下，才能学会一点东西，否则是什么也学不会的。再如，生活中患儿若有要求，想喝水、想看电视等，必须让患儿自己动手干能干的事，否则，坚决不满足患儿要求，这样才能训练患儿的生活能力。

（四十一）家长应如何接受脑瘫患儿，克服心理障碍？

生一个多种功能障碍的脑瘫孩子，家长们都十分痛苦。特别在初期，会有强烈的负罪感或失望、羞愧、可怜等心理活动，有许多解不开的问题，不断地在折磨自己，这些心理障碍会妨碍对患儿的治疗。有的患儿会错过治疗的关键时期，将造成更不幸的后果。为此，家长要面对现实，接受客观事实，克服心理阴影，尽快振作起来，积极配合治疗。

（四十二）为什么要重视对脑瘫患儿日常生活能力的家庭训练？

脑瘫患儿的治疗不同于一般疾病，属于康复范围，目标是帮助患儿在其残疾障碍范围内尽可能成为正常人。家长如果能够利用正确的方法来照顾患儿的日常生活，则不至于形成许多异常的姿势和畸形。为此，平时家长应注重患儿日常生活活动能力的训练，这是保证患儿术后效果的最佳途径。

（四十三）如何抱痉挛型脑瘫患儿？

脑瘫患儿由于运动障碍，无法单独坐或行走，需要由家长抱着。使用正确的方法去抱脑瘫患儿不仅省力，而且可训练患儿对头部、躯干等的控制能力，纠正患儿一些不正常的姿势或体位。对痉挛型脑瘫患儿的抱法有如下几种。

1. 对躺着时经常呈现双臂屈曲、两腿处于伸直状态的患儿，抱的方法应是让患儿双臂伸直，髋部和膝盖弯曲，将他滚向一侧并扶着他的头抱起，靠近家长的身体，使患儿的双臂围着家长的颈部或伸向背部，把孩子的双腿分开，放在自己的腰部两侧。不要从腋下把患儿拉起，这样易加重患儿双下肢肌张力，导致痉挛加重。

2. 对于长期处于僵直状态的患儿，应先把孩子蜷曲起来，也就是把患儿双腿先分开，再弯起来；双手分开，头略微下垂，也可以让患儿头放在家长肩上。

（四十四）如何抱不随意运动型脑瘫患儿？

不随意运动型患儿与痉挛型患儿的抱法有很大的不同。主要区别在于：将患儿抱起前，让患儿的双手不再分开而是合在一起，双腿靠拢，关节屈曲，并尽量接近胸部，完成这一姿势后，再把患儿抱在胸前，或抱在身体的一侧。

（四十五）脑瘫患儿应保持怎样的睡眠姿势？

脑瘫患儿由于肌肉紧张性反射的影响，头很难摆在正中位，常常是倾向一面，贴在枕头上，长期处于这种异常姿势将会发生脊柱关节变形，所以不良的睡眠姿势会影响脑瘫患儿的正常发育，并可加重肢体的畸形程度。

1. 患儿不宜在普通床上长期采用仰卧睡眠。患儿睡眠时应注意：仰卧位姿势会导致孩子运动不对称，加重肌肉痉挛，所以痉挛型患儿取侧卧位睡眠姿势最好。

2. 对于屈曲性痉挛严重的患儿，采用俯卧位睡眠较好。在其胸前放一低枕头，使其双臂向前伸出，当患儿头能向前抬起或能转动时，可以抽去枕头，让其取俯卧位姿势睡眠。

3. 对于四肢以伸展为主的脑瘫幼小患儿，可采用侧卧位外，也可采用仰卧位，但必须将孩子放置在特殊的悬吊床内。悬吊床中间的回陷形状能够使他们躯干及四肢过度伸展的情况得到改善，还限制了其头部向侧后方向旋转，保持头部在中线位置。双手放到胸前来，可玩玩具等。

（四十六）脑瘫患儿正确进食方法及注意事项有哪些？

各类型的脑瘫患儿，进食时选择体位的基本原则是相同的。核心问题是进食时不要采取卧位、仰卧位，防止食物进入支气管而发生呛咳或窒息。

1. **抱坐喂食**　患儿取半坐位，头微微向后仰，家长可将双臂向前扶持着，使髋部屈曲，并且用力向后推患儿的胸部；或者患儿的头部放在家长的胳膊上，并且能略微分开，膝关节屈曲后应略高于髋关节，双足底有所支撑。这样，患儿的全身肌张力可相对正常些，进食也就容易进行。

2. **面对面的进食方法**　选择一墙角，或床与家具呈直角的地方，垫上被褥或用被褥叠成一个直角，让患儿靠在上面，坐在床面上，家长可用一只手控制患儿的头部，另一只手控制其躯干等部位。

3. **坐在椅子上喂食**　对年龄较大的患儿，可制作三角形椅子供其使用。

4. **俯卧位喂食**　对于那些全身性肌张力较高，全身呈屈曲状态者，可用俯卧位的方式进食，但应注意床板倾斜的角度应为 45° 左右，使患儿双臂尽力向前伸，双腿分开，这样患儿进食会比较方便。

（四十七）脑瘫治疗疗程时间有规定吗？

小儿脑瘫的疗程，一般以 3 个月为 1 个大疗程，20 天可为 1 个小疗程，小疗程后休息 3 ～ 5 天，关键是看患儿治疗效果，随时需要调整方案。

（四十八）康复训练时家长容易疏忽的问题有哪些？

1.脑瘫患儿运动障碍，康复训练时双手功能训练比双脚更重要，若手的精细动作差，则可影响患儿日常生活活动能力的改善。

2.脑瘫患儿伴有听力语言障碍时，也伴有认知障碍、听力障碍等，康复训练时不要单一训练，应在患儿理解的基础上进行听力语言训练，才能更有效。

下述治疗办法已较为成熟，需要手术的患儿，术后康复等综合治疗是关键。

（1）康复治疗：包括物理治疗、作业治疗、运动治疗、言语治疗等。

（2）中医治疗：包括针灸、推拿、中药、药浴、穴位注射等。

（3）药物治疗：如巴氯芬、肉毒毒素注射等。

（4）手术治疗：选择性脊神经后根切断术、颈动脉鞘剥离术、软组织骨骼矫形术等。

（四十九）有了脑瘫的孩子，家长需要做什么？

1.家长应面对现实，尽快学习掌握脑瘫病的基础知识与康复训练方法。

2.积极配合医生，努力完成医院的治疗任务。

3.坚持长期家庭康复训练，患儿一定会成为对社会有用的人。

（五十）当脑瘫患儿发生癫痫时该怎么办？

脑瘫部分患儿中会伴有癫痫，可在任何年龄发作。有的孩子应请专门的儿科神经医生诊治，按照医生的医嘱要求，必须要有规律地服药，控制发作。一旦发作，可采取下列处理方法。

1.迅速解开紧身衣，不要束缚患儿，保持镇静，一旦发作而又不能阻止，让他自然发作完毕，不要以任何方式干扰他的动作。

2. 为了避免再次受伤害，应将患儿移离危险的区域。

3. 将患儿侧卧，使唾液易于流出、易于呼吸，防止窒息。

4. 在患儿嘴张开时，在其上下牙之间放置毛巾之类的软东西，不宜放硬物，保证呼吸通畅。

5. 当发作停止后，不要干扰患儿，让患儿多休息。

（五十一）矫形器和辅助器在小儿脑瘫治疗中如何应用？

1. **矫形器** 主要对于脑瘫肌痉挛或肌无力所引起的功能障碍，可采用矫形器治疗。其主要用于躯干、四肢部位，起支持和稳定关节、矫正畸形的作用。

2. **助行器与自助器的应用** 下肢行走困难的脑瘫患儿，可借助手杖、步行器或轮椅。对于双手功能障碍者，可训练使用自助器，帮助完成饮食、取物、阅读等日常生活。

（五十二）小儿脑瘫的护理包括哪些内容？

1. **临床护理** 小儿脑性瘫痪围手术期护理参照临床护理。

2. **自我护理** 本病患儿智力、运动等功能均有程度不同的障碍，对病情较轻、年龄较大者，应鼓励其自我完成日常生活活动等护理。

3. **康复护理** 指导患儿掌握日常生活活动能力，如进食、喝水、如厕等。指导患儿侧卧或俯卧，有利于抬头功能的发育；指导患儿正确进行翻身训练。指导患儿学习穿脱衣服的技巧。一般瘫痪患儿穿衣时先穿障碍侧，再穿健侧；脱衣时，先脱健侧，后脱障碍侧。日常护理工作中，要同时用手势、表情、口语与患儿交流，以促进其语言功能的发育。

4. **预防并发症** 术后四周开始逐步下床进行功能训练，防止肌肉萎缩。加强营养，防止切口愈合不佳，影响肢体功能。

5. **心理护理** 应给予患儿更多的爱心，对患儿态度和蔼、亲切，耐心细致地照顾患儿，使其感受到温暖和关爱。对于患儿家长，要给予充分的理解和支持。

6. **饮食指导** 多吃高蛋白、高维生素、高钙食物，以利于切口愈合与术后康复。

第四节　脑性瘫痪残疾预防与教育康复等问题

（一）脑瘫患儿的预后如何？

脑瘫患儿预后取决于以下几方面。

1. 早期发现，尽早治疗，对功能障碍、异常发育等改善越明显，效果越显著。

2. 综合治疗比单一治疗效果明显。

3. 患儿病情轻，功能障碍程度小，通常综合治疗预后较好。

4. 康复训练中注重双手训练，日后日常生活活动影响较小。

5. 最后的关键是家长要有耐心、恒心、决心，在医生指导下，长期进行持之以恒的家庭康复训练，是使脑瘫患儿预后恢复好的核心问题。

（二）小儿脑瘫应该怎样做到预防？

小儿脑瘫不能做到完全预防，但重视围产期的保健可以降低脑瘫的发生率。

1. **出生前的预防**　积极实行婚前保健与检查，进行优生及遗传病知识指导；妇女生育年龄不宜过早或过迟，一般在20～35岁为宜。定期进行孕妇健康检查，发现问题及时治疗，注意排除难产的因素，如有高血压、糖尿病、各类感染性疾病等，应积极治疗；保证充分营养，防止早产；避免使用不必要的药物。

2. **出生时及出生后的预防**　出生时难产、多胎、产伤等，要处理得当。重点保护未成熟新生儿，积极治疗窒息、重症黄疸、缺血缺氧性脑病等。产后定期复查，发现有运动发育滞后、运动姿势异常、肌力过硬或过软患儿，应及时就医，排除脑瘫的可能。

（三）我国残疾预防的分级、范围与要求有哪些？

1. **一级预防**　预防范围是防致残的损伤和疾病发生，预防要求是促进健康，特殊保护。

2. **二级预防**　预防范围是防伤病发展造成残疾，预防要求是早期诊断，合理治疗。

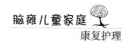

3. 三级预防 预防范围是防早期残疾发展为严重残障，预防要求是限制残疾，康复处理。

（四）我国残疾是如何分类的？

中国残疾人联合会根据 1987 年我国残疾人抽样调查制订五类残疾标准，1995 年制订出了我国六类残疾标准，2011 年制订出了我国现行七类残疾标准，称中国残疾分类，内容包括：视力残疾，听力残疾，言语残疾，智力残疾，肢体残疾，精神残疾，多重残疾。

（五）小儿脑瘫属于哪类残疾？

主要看小儿脑瘫功能障碍重点表现在哪些方面。若患儿以运动障碍为主，其他功能影响不大，应属于肢体残疾；若运动、认知、听力、语言等均有功能障碍，则属于多重残疾。

（六）我国康复疗效评定标准分几级？

1. **Ⅰ级** 完全恢复。治疗后功能独立状态达到完全独立水平，日常生活活动能力评定时，所有项目完全独立水平。

2. **Ⅱ级** 显著有效。治疗后功能虽然达不到完全独立水平，但其级别较治疗前进步两级或两级以上；或者进步虽未达到两级，但已达到有条件的独立水平。

3. **Ⅲ级** 有效。治疗后的功能独立水平较治疗前仅进步一级，且达不到有条件的独立水平。

4. **Ⅳ级** 稍好。治疗后日常生活活动能力评分虽有增加，但功能独立级别的变化达不到晋级水平。

5. **Ⅴ级** 无效。治疗后的功能独立水平与治疗前无变化。

6. **Ⅵ级** 恶化。治疗后的功能独立水平较治疗前更差。

7. **Ⅶ级** 死亡。治疗失败，患者死亡。

（七）再生一个孩子还会是脑瘫吗？

过去认为脑瘫无遗传倾向，近年研究则显示，基因异常是脑瘫的重要原因。如果考虑再生一个孩子，还是应该向有关医生咨询，如遗传学专家和产科医生，做一些相关检查。

（八）脑瘫的孩子会有正常人的寿命吗？

大多数脑瘫孩子会有健康的一生，并且拥有与常人一样的寿命，很少一部分极端严重者会由于继发或并发症等（如周期性胸腔感染、难治性癫痫等）而影响他们的生命。

（九）孩子得了脑瘫，会痊愈吗？

脑瘫是一种残疾性疾病，有不少问题会伴随脑瘫孩子的终身，如肌肉痉挛、无力和僵硬，或者伴有过度的运动、认知能力低下等。但是脑瘫孩子在成长的过程中自身也会通过努力不断适应这些问题。手术、康复、中医等治疗可以帮助孩子更快更好地达成相应的适应能力，但脑瘫治愈率小于30%。

（十）脑瘫患者可以生孩子吗？

近年研究显示，脑瘫有遗传倾向。如果脑瘫患者各方面功能恢复还可以，不影响生活者，可考虑生孩子，但应该向有关医生咨询，如遗传学专家和产科医生，夫妻双方要做一些相关检查。

（十一）心理治疗是脑瘫患者必须采用的吗？

脑瘫患者大多数伴有肢体、认知、心理等多功能障碍。手术、康复等治疗只能解决肢体功能问题，不能解决心理障碍，为了增强患者自信心，心理治疗是必须同步进行的。

（十二）小儿脑瘫的三级预防包含哪些？

1. 一级预防

（1）预防导致脑瘫因素的出现，做好妇幼保健工作。

（2）预防先天性遗传性疾病，防止近亲结婚。

（3）做好优生优育的宣传，做好卫生的管理和营养的指导等。

2. 二级预防

（1）脑瘫发生后要早期发现、早期治疗，防止残疾的发生。

（2）脑瘫患儿如能早期发现，早期给予恰当的治疗，可以达到接近正常化。

3. 三级预防　当脑瘫患儿的残疾症状明显时，应及早采取一切可能的措施预防其发展成残障，而维持现存功能，提供教育及康复机会，以减少残障给个人、家庭、社会造成的不利影响。

（十三）小儿脑瘫的社会回归怎样？

随着年龄增长，脑性瘫痪儿童从学龄进入就业年龄，因此要对他们进行职业前的培训。培训前进行评估，确定患儿今后的职业方向，使他们具有从事某项职业所具备的基础知识、预备技能、作业习惯和耐久力等方面的基础，同时把患者看作社会整体的一部分，尽力促进他们回归并和社会需要结合起来。

（十四）小儿脑瘫康复教育包括什么内容？

1. 医学常识教育　向患儿家长介绍本病的一般知识，包括病因、临床表现、治疗方法及愈后等情况，鼓励家长共同参与并配合治疗。

2. 预防措施　本病主要的致病因素是胎儿期缺氧或缺血，应积极做好围产期保健工作，尽可能避免难产、早产、胎儿宫内窘迫、出生窒息等致病因素的发生。

3. 社会回归　较轻的脑瘫患儿经过积极有效的综合治疗，可生活自理，希望能接受特殊教育，回归社会。但绝大多数脑瘫患儿终身需要接受照顾。

（十五）中国残疾预防和残疾人康复有无规章？

为了预防残疾发生、减轻残疾程度，帮助残疾人恢复或者补偿功能，促进残疾人平等、充分地参与社会生活，发展残疾预防和残疾人康复事业。2017 年 1 月 11 日，国务院第 161 次常务会议通过了《残疾预防和残疾人康复条例》。该条例包括：总则、残疾预防、康复服务、保障措施、法律责任、附则共 6 章 36 条。

（十六）中国残疾人保障法主要有哪些条款？

为了维护残疾人的合法权益，发展残疾人事业，保障残疾人平等地充分参与社会生活，共享社会物质文化成果，根据宪法，1990 年 12 月 28 日，第七届全国人民代表大会常务委员会第十七次会议通过了《中华人民共和国残疾人保障法》,2008 年 4 月 24 日，第十一届全国人民代表大会常务委员会第二次会议修订。该保障法包括总则、康复、教育、劳动就业、文化生活、社会保障、无障碍环境、法律责任、附则共 9 章 68 条。

（十七）脑瘫患儿如何参加特殊教育？

脑瘫患儿应该像正常儿童一样，享有受教育的权利，不少患儿虽有肢体功能障碍，但智力发育正常或略为低下，他们渴望学习，获得文化知识。0～3 岁患儿可去残疾儿童服务中心接受幼儿教育；3～6 岁患儿可送到弱能康复训练班进行特教；7 岁以上的患儿，教育部门应根据其自身能力和需要的特殊设备，制订特别的课程，采用不同的教学方式进行特殊教育，使他们尽早接受教育。给他们创造一个方便活动与交流的环境，鼓励他们与正常儿童的交往，注意对他们在学习上、精神上、思想品德上的指导，同时学校和家长应密切积极地配合，拿出更多的时间和精力共同关心患儿的教育与成长。使他们能早日回归社会。

（十八）脑瘫患者如何选择职业训练？

在患儿接受教育的同时，根据患儿功能障碍的程度及发展兴致，及早为其将来就业做些准备。可以提供一些职业性教育的内容，如学习整理文件、编织、缝纫、电脑打字、接收电话、木工、烹饪等职业技能训练，为以后就业打好基础。

（十九）脑瘫患儿需要情感与心理的支撑吗？

脑瘫患儿是不幸的，承受着身心双重痛苦。家庭成员应给予患儿更多的关爱与情感和心理方面的支持。对患儿态度应和蔼、亲切，耐心细致地照顾患儿，使其感受到家庭的温暖和关爱。对患儿语言、智力等方面的功能缺陷，不能忽视、不要嘲讽。经常与患儿交流，包括眼睛的、言语的、身体的、听力的等全方位交流，使患儿深深感受到家庭亲情的温暖。

（二十）如何指导脑瘫患儿的学习？

首先，家长要正确认识早期治疗的重要性，最大限度地减轻患儿残障程度，提高患儿的自立能力。在患儿住院治疗中，医护人员对于患儿及家长要给予充分的理解和支持。另外，医护人员平时应经常与家长沟通，了解他们的想法和要求，耐心解答他们提出的问题，减轻家长的焦虑心理，使他们树立信心，并积极配合和参与对患儿的康复训练，为患儿的治疗创造一个良好的氛围。

同时在日常生活中，利用给患儿讲故事、组织一起做游戏等活动，及时指导患儿学习文化知识。对学龄期患儿教其掌握正确的书写动作、执笔姿势，进而学习写字、画画。

（二十一）脑瘫患儿学习中的主要障碍与对策是什么？

1. 对脑瘫儿童的教育是一种特殊教育，多数患儿伴有智力障碍，教育不仅要有科学的方法，更要有足够的耐心和信心，坚信只要努力，一定会有收获。

2. 对脑瘫智力障碍的儿童进行教育、训练的目的，是为了使其潜能得到最大限度发挥，而不是把他们每个人都能培养成具有正常儿童的智力和能力。不管智力障碍能力多低，都应尊重其现有水平，从现有起点教起。

3. 不要用过激语言或不愉快表情伤害脑瘫儿童的自尊心。

4. 平时要多表扬患儿，给予患儿充分的自信心。

5. 每次训练一个领域的行为项目时，学会了，再训练这个领域的下一个项目。其重复学习的次数要超过正常儿童几倍、几十倍。

6. 脑瘫患儿学习中出现不愿学习、注意力不集中、记忆力差、多动、退缩行为、不识数、语言障碍等情况，教师面对这些问题，要分析在教学内容、教学方式、教学进度、客观环境等方面的情况，找出原因，有针对性地加以解决。

（二十二）如何对脑瘫患儿学习教育效果进行评价？

通过教学效果的评价，可以更有针对性地进行继续教学。

1. **身体状况**　患儿身高、体重、患病情况的变化。

2. **智商变化**　智力测验是否增分。

3. **家长评价**　以最好、很好、好、较差、最差五级评价。

4. **行为变化**　按中国科学院心理研究所制订的《儿童行为变化等级量表》评定。

（二十三）脑瘫患儿引导式教育原则有哪些？

引导式教育的特点是，结合日常生活活动，引导脑瘫患儿人格的形成、提升其认知能力、生活自理能力、人际社交能力。引导员通过语言反复引导，使课题内容在患儿脑中实现意图化。逐渐过渡到实现随意动作与行为，使韵律意识化。集体活动可促进人际交往，人际关系的和谐化。

（二十四）引导式教育训练包括哪些内容？

按脑瘫患儿体重、年龄、分类不同进行分组，每组10～30人，配有引导员。引导员根据各组的不同特点，制订一定的课题，主要的日课包括以下内容。

1.**基本功能**　床上、卧位、坐位、步行的活动、语言训练等。

2.**日常生活动作能力**　洗漱、就寝、穿脱衣物、排泄、洗浴等训练。

3.**手的精细动作及学习**　辨左手或右手、拼图等。坐位、步行的活动、语言训练等。

4.**适应能力的学习**　外出购物模拟训练，组织外出郊游、宿营活动，参加文化教育与文娱体育活动等，

（二十五）引导式教育需要哪些辅助用具？

各种大小不同的靠背椅。用木条组成床面的床和有适当床头的床。各种粗细、长短不同的木棒。各种球等。直径不同的胶圈或塑料圈。

参考文献

[1] 史惟.王素娟.脑性瘫痪儿童运动功能与生命质量之间的相关性分析.中国康复医学杂志，2016，31（1）：35-40.

[2] 赵会玲.李晓捷.脑性瘫痪的病因学研究进展.中国康复医学杂志，2018，33（3）：369-373.

[3] 李思耀，腾军放，赵鹏举，等.头部水针疗法联合常规康复改善小儿脑瘫智力障碍的临床研究.中国康复医学杂志，2019，34（2）：165-171.

[4] 林滨榕，徐国兴，刘家瑞，等.脑性瘫痪儿童视觉障碍的研究，2016，31（9）：979-983.

[5] 王丹，钟清玲，康瑞华，等.脑性瘫痪康复指导微信公众号的可用性评价，2018，33（5）：539-544.

[6] 邱霞，姜去梅，张霞，等.脑性瘫痪《国际功能残疾和健康分类（儿童与青少年版）》核心分类组合介绍.中国康复医学杂志，2016，31（2）：222-227.

[7] 李晓捷，唐久来，马丙祥，等.脑性瘫痪的定义、诊断标准及临床分型.实用儿科临床杂志，2014，29（19）：1520.

[8] 顾丽慧，沈敏，严隽陶.0-3岁脑性瘫痪儿童机构康复和家庭康复相结合模式应用现状分析.中国康复医学杂志，2018，33（5）：588-591.

[9] 赵勇，金炳旭，刘根寰，等.伴神经元移行异常脑性瘫痪儿童的临床特征及疗效分析.中国康复理论与实践，2017，23（4）：433-437.

[10] 陈眘红，吴沪生.神经元移行异常研究进展.国外医学·儿科分册，2005，32（4）：243-246.

[11] 王素娟，孙忠，尹岚，等.脑性瘫痪儿童生存质量评估问卷的内容效度分析.中国康复医学杂志，2017，32（5）：516-520.

[12] 陈安民，李锋.骨科疾病诊疗指南.2版.北京：科学出版社，2006.

[13] Chen KL, Tseng MH, Shieh JY, et al.Determinants of quality of life in children with cerebral palsy：a comprehensive biopsychosocial approach. Research in developmental disabilities，2014，35（2）：520-528.

［14］Waters E，Davis E，Mackinnon A，et al. Psychometric properties of the quality of life questionnaire for children with CP. Deveiopmental Medicine ＆ Child Neurology，2007，49（1）:49-55.

［15］周士枋，范振华 . 实用康复医学 . 南京：东南大学出版社，1998.

［16］凌成勇 . 实用康复医学 . 乌鲁木齐：新疆科技卫生出版社，1997.

［17］中华人民共和国卫生部医政司 . 中国康复医学诊疗规范（上、下册）. 北京：华夏出版社，1998.

［18］励建安 . 康复医学价值观 . 中国康复医学杂志，2001，16（2）：101-103.

［19］卓大宏 . 面向 21 世纪的中国康复治疗 . 现代康复，2000，4（1）：2.

［20］津山直一 . 标准リハビリテーッヨソ医学 . 医学书院，1986.

［21］卓大宏 . 中国康复医学 . 北京：华夏出版社，1990.

［22］陈仲武 . 中国医学百科全书·康复医学 . 上海：上海科学技术出版社，1988.

［23］凌成勇 . 康复医学教程 . 乌鲁木齐：新疆科技卫生出版社，2002.

［24］凌成勇 . 临床康复外科学 . 乌鲁木齐：新疆科技卫生出版社，2008.

［25］徐林，洪毅，穆晓红，等 . 脑性瘫痪 - 现代外科治疗与康复 . 北京：人民卫生出版社，2018.

［26］中国康复医学会儿童康复专业委员会，中国残疾人康复协会小儿脑性瘫痪康复专业委员会，《中国脑性瘫痪康复指南》编委会 . 中国脑性瘫痪指南（2015）：第八部分第四章 脑性瘫痪的康复治疗第五节 手术治疗 . 中国康复医学杂志，2016，31（2）：252-254.

［27］卓大宏 . 中国康复医学 .2 版 . 北京：华夏出版社，2003.

［28］石风英 . 康复护理学 . 北京：人民卫生出版社，2002.

［29］励建安，王彤 . 康复医学 . 北京：科学出版社，2002.

［30］温秀玲 . 脑瘫疾病的防治指南 . 北京：人民卫生出版社，2017.

［31］卓大宏 . 康复治疗处方手册 . 北京：人民卫生出版社，2007.

［32］魏鹏绪 . 脑性瘫痪的康复评定与治疗技术 . 北京：中国医药科技出版社，2019.

［33］倪朝民 . 神经康复学 . 北京：人民卫生出版社，2008.

［34］徐明成 . 图解小儿脑瘫按摩与训练 .2 版 . 北京：人民卫生出版社，2016.

［35］Eva Bower. 脑瘫儿童家庭康复与管理 . 史惟，译 . 上海：上海科学技术出版社，2016.

［36］任世光.小儿脑瘫蕾波康复法.北京：中国科学技术出版社，2017.

［37］陈秀洁.小儿脑性瘫痪的神经发育治疗法.2版.郑州：河南科学技术出版社，2017.

［38］吴素虹.临床眼科护理学.北京：人民卫生出版社，2007.

［39］中国康复医学会儿童康复专业委员会，中国残疾人康复协会小儿脑性瘫痪康复专业委员会，《中国脑性瘫痪康复指南》编委会.中国脑性瘫痪指南（2015）：第一部分第一章 脑性瘫痪的概述.中国康复医学杂志，2015，30（7）：747-751.